营养教育与营养咨询

Nutrition Education and Counseling

组织编写　中国营养学会注册营养师工作委员会

主　编　马冠生

副主编　杜维婧　孙昕霙

编　委（按姓氏笔画排序）

马冠生　北京大学公共卫生学院
王晓黎　中国营养学会
史宇晖　北京大学公共卫生学院
朱欣娅　联合国儿童基金会驻华办事处
刘爱玲　中国疾病预防控制中心营养与健康所
孙昕霙　北京大学公共卫生学院
严丽萍　中国健康教育中心
杜维婧　中国健康教育中心
张亚捷　上海新华医院
聂雪琼　中国健康教育中心
高文斌　中国科学院心理研究所
陶　婷　中国科学院心理研究所

秘　书　周明珠　北京大学公共卫生学院
陈雪莹　北京大学公共卫生学院
樊理诗　北京大学公共卫生学院

人民卫生出版社
·北京·

图书在版编目（CIP）数据

营养教育与营养咨询/马冠生主编. —北京：人
民卫生出版社，2022.7（2025.2 重印）

ISBN 978-7-117-33212-5

Ⅰ．①营…　Ⅱ．①马…　Ⅲ．①营养学　Ⅳ．①R151

中国版本图书馆 CIP 数据核字（2022）第 102425 号

人卫智网	www.ipmph.com	医学教育、学术、考试、健康， 购书智慧智能综合服务平台
人卫官网	www.pmph.com	人卫官方资讯发布平台

营养教育与营养咨询
Yingyang Jiaoyu yu Yingyang Zixun

主　　编：马冠生
出版发行：人民卫生出版社（中继线 010-59780011）
地　　址：北京市朝阳区潘家园南里 19 号
邮　　编：100021
E - mail：pmph @ pmph.com
购书热线：010-59787592　010-59787584　010-65264830
印　　刷：北京中科印刷有限公司
经　　销：新华书店
开　　本：787 × 1092　1/16　印张：11
字　　数：268 千字
版　　次：2022 年 7 月第 1 版
印　　次：2025 年 2 月第 3 次印刷
标准书号：ISBN 978-7-117-33212-5
定　　价：59.00 元

打击盗版举报电话：010-59787491　E-mail：WQ @ pmph.com
质量问题联系电话：010-59787234　E-mail：zhiliang @ pmph.com
数字融合服务电话：4001118166　E-mail：zengzhi @ pmph.com

序

2016 年 8 月，习近平总书记在全国卫生与健康大会上提出"要把人民健康放在优先发展的战略地位"，并对"健康中国"建设作出全面部署。2017 年 10 月 18 日，习近平总书记在十九大报告中指出，实施健康中国战略，"要完善国民健康政策，为人民群众提供全方位全周期健康服务"。

为了落实习总书记的重要指示，2016 年 10 月，中共中央、国务院印发了《"健康中国 2030"规划纲要》。2019 年 7 月，国务院印发《国务院关于实施健康中国行动的意见》并成立健康中国行动推进委员会。健康中国行动推进委员会以"大卫生、大健康"为理念，坚持预防为主、防治结合的原则，聚焦重点人群，特制定《健康中国行动（2019—2030 年）》，政府、社会、个人协同推进，建立健全健康教育体系，促进以治病为中心向以健康为中心转变，提高人民健康水平。在健康中国行动的 15 项重大行动中，健康知识普及行动、合理膳食行动等和膳食营养、营养教育与咨询密切相关。

营养是维持生命和健康的物质基础，国民营养事关国民素质提高和经济社会发展。营养素养是个人获取、处理和理解食物和营养的基本信息，以及运用这些信息做出正确健康决策的能力。坚持以人民健康为中心，以普及营养健康知识与技能为重点，不断提升居民营养素养，做好营养健康工作，是适应社会经济发展，落实健康中国建设的重要举措。营养教育与咨询是提升居民营养素养的重要手段，是营养专业人员实践工作的重要内容，也是营养专业人员需要具备的核心技能之一。

我国营养教育与咨询工作主要由营养专业人员、公共卫生人员、营养师等具体实施。营养专业队伍能力建设是做好营养工作的前提和重要保障。加强我国营养专业队伍能力建设，提高营养技术人员的专业知识和技能，为广大公众提供以公众需求为中心，以证据为基础，有理论根据的营养教育与咨询服务，提高公众营养素养，使公众养成合理膳食，科学的饮食行为和生活方式日益迫切。

《营养教育与营养咨询》一书涵盖了开展营养教育与咨询需要运用到的心理学、行为学、健康传播学与健康教育学等学科领域的基本理论与实践，将为营养专业人员开展营养教育与咨询工作提供科学规范的理论与实践指导。

中国营养学会理事长　杨月欣
2022 年 3 月

前　言

膳食营养与居民健康息息相关，合理膳食和健康饮食行为是促进健康的物质基础。营养教育与咨询是营养实践工作的重要内容，是营养专业人员与公众交流营养健康相关知识、理念与技能，提高公众营养素养的核心技能。

《健康中国行动（2019—2030年）》中"合理膳食行动"提出每1万人配备1名营养指导员的目标，同时指出要在幼儿园、学校、养老机构、医院等集体供餐单位配备营养师，在社区配备营养指导员。为推动营养工作人员能力提升，满足我国居民对营养健康的迫切需求，中国营养学会组织北京大学公共卫生学院、中国健康教育中心、中国疾病预防控制中心营养与健康所和中国科学院心理研究所等从事营养、健康教育、心理等工作的十余位专家完成本书的编写工作。

本书的目的是通过营养教育与咨询，培养居民健康的饮食行为和生活方式。营养教育与咨询是营养与心理、行为、健康教育、健康传播等领域相交融的实践技术，是营养工作人员面对不同目标人群需要了解和掌握的基本理论与操作技能。

本书共七章，第一章概述营养教育与咨询的概念、流程、意义、现况与基本内容；第二章是心理学相关理论和实践；第三章是行为改变理论和实践；第四章介绍健康传播的理论和实践；第五章介绍营养咨询的理论与具体方法；第六章是有关营养教育的理论与实践；第七章介绍营养宣传活动包括讲座、小组活动、大型宣传活动和新媒体传播活动的组织实施。

由于编者水平有限，书中难免有谬误之处。希望广大读者不吝赐教，帮助本书逐步完善。

主编　马冠生
2022年3月

目 录

第一章 概　论

合理膳食是健康的保障和前提。充足的营养对从婴儿到老年的生命各个阶段的健康与发展都至关重要、不可或缺，是人类维持生命、生长发育和健康的重要物质基础。吃得安全、吃得营养是人类对美好生活需求的重要内容。近年来，随着我国国民经济的发展，人民生活水平的提高，我国居民营养健康状况明显改善。但是，由于经济发展不平衡、人口老龄化、不健康的行为和生活方式等因素影响，我国居民仍面临营养不良、微量营养素不足及营养相关疾病等三重负担。

食物是人类生存的必需品，因此，我们不可避免地会面临食物选择、制作、摄入等一系列行为，也就是饮食行为。饮食行为不仅涉及食物的选择、购买、准备、烹调、摄入，还包括吃的量、食物种类、如何吃、在哪里吃，以及和谁一起吃等一系列问题。这些都会影响人们膳食营养的摄入，影响合理膳食，进而对营养健康状况带来影响。不健康饮食行为是全球营养不良的主要因素之一，高盐、高糖、高脂等不健康饮食是引起肥胖、糖尿病、心脑血管疾病及其他代谢性疾病和肿瘤的危险因素。每年全球约 1 100 万成人的死亡可归因于饮食相关危险因素，占成人死亡总数的 22%。《1990—2016 年中国及省级行政区疾病负担报告》显示，包括高盐饮食、蔬菜和水果摄入不足等在内的饮食风险因素是影响我国人群健康最主要的危险因素。合理膳食及减少每日食用油、盐、糖摄入量，有助于降低肥胖、糖尿病、高血压、脑卒中、冠心病等疾病的患病风险。研究表明，任何年龄优化膳食模式都可以增加预期寿命。

个体的饮食行为是从小逐步发展和形成的，受多种因素的影响。饮食行为的形成与改变受到个体心理生理需求、家庭、社会环境、政策等各个层级的影响，营养教育与咨询可以从不同层级采用不同的策略开展，帮助人们获得饮食行为及合理膳食的长期改善。营养教育与咨询已被各国广泛应用于居民营养状况的改善，是指导个人、家庭和社区人群合理膳食，获得长期科学饮食行为，选择健康食物，建立健康生活方式的重要手段与方式。

第一节　营养教育与咨询

营养教育与咨询不仅为人们提供食物与营养的相关信息，还要让人们学会做什么和怎么做可以促进健康饮食行为，从而达到合理膳食，改善营养状况的目的。营养教育与咨询需要为人们赋能，使人们能够了解自己的饮食与健康，在人们对健康需求的基础上了解更多食物知识，摄取健康的食物，理解人们的需求并影响他们的膳食；开展可实现的互动式教育与咨询活动，针对微小的、人们可以感受到、可以做到的改善进行，邀请能够帮助或者阻碍饮食行为发生改变的所有人参与，包括所有可以提高个体能力的相关部门；影响促进健康饮食政策的制定与决策者，倡导健康食物选择的食物环境。

一、营养教育与营养咨询的定义

营养教育是通过营养信息传播、技能传授和行为干预，帮助个体和群体掌握营养健康知识、树立营养健康观念、自愿采纳有利于营养健康的行为和生活方式、提高个体和群体营养素养的一种有组织、有计划、有系统的教育活动与过程，是健康教育的重要组成部分。营养教育的着眼点是以目标人群的需求为中心，通过提高个体和群体营养素养的方式，促进个体和群体积极参与，做出有利于营养健康的决策，养成科学、合理的饮食行为与生活方式，从而达到改善居民营养状况的目的。营养教育是开展群体营养干预的重要方式之一，常常在学校、医院、社区、企事业单位等进行。

营养咨询是营养教育针对个体开展营养干预的重要方式之一，是由营养医师或经过培训的营养师或营养指导员与目标人群双向互动，基于需求评估，确定个体营养改善行为目标，协商实现这些目标的途径与措施。营养咨询旨在针对个体目前营养健康状况和膳食，分析当前膳食的优点和缺点，帮助目标人群理解相关营养健康知识、信息与技能，聚焦在为个体提供适宜其自身的饮食行为改变建议与支持。营养咨询通常以互动的方式，针对个体的具体营养健康与膳食问题提供具体解决方案及支持与帮助，常在医疗卫生相关机构的营养门诊、入户访视、电话网络随诊或义诊咨询活动现场开展。营养咨询被认为是开展慢性病自我管理的首要方法。营养咨询可以由营养医师、营养师、营养指导员、护士、服务提供助手、社区健康工作人员或志愿者担任。

营养教育与咨询是指通过营养信息的交流，帮助个体和群体获得食物与营养知识，培养健康生活方式的活动和过程。更加全面地讲，营养教育与咨询是以教育和咨询为手段，通过营养信息交流，帮助个体和群体获得平衡膳食与合理营养的知识、意识与技能，提高各类人群对营养与健康的认识，消除或减少不利于健康的膳食因素，建立或形成健康饮食行为，提高营养素养，改善营养状况，预防营养性疾病发生，进而提高人们健康水平和生活质量的活动和过程。营养教育与咨询活动最终目的是改变个体行为。营养教育与咨询是营养干预的重要方法与手段，可以帮助个体、家庭和社区作出关于食物和生活方式的正确选择，是健康教育的一个分支和重要组成部分。营养教育与咨询通常可以在学校健康教育、医院营养门诊服务、基本公共卫生服务等营养健康服务中获得。

二、营养教育与咨询的对象与方式

（一）营养教育与咨询的工作对象

营养教育与咨询的目标人群最终要落实到所有大众人群，营养教育与咨询的主要工作对象按照各个层级进行分类的话，主要包括以下五类。

1. 个体 通常为公共营养和临床营养工作的对象，包括孕产期妇女、婴幼儿、老年人群、疾病人群等对营养有特殊需求的个体，主要采用个体化营养咨询的方式。

2. 机构 包括学校、部队、企事业单位等机构，机构内的学生、员工等为需求相对一致的群体，主要采用营养教育的方式。

3. 社区 包括街道、居委会、餐馆、食品店、社区保健等各种社会职能机构。

4. 政府 倡导各级政府将营养健康融入所有政策。

5. 媒体 动员媒体广泛传播提高营养素养相关的信息、技能、行为与生活方式。

（二）营养教育与咨询的常用方式

营养教育包涵多种教育策略和环境支持，鼓励采纳健康的、持续性的食物选择和膳食模式，不仅仅提供促进批判性思考、转变态度和实际操作技能的信息，更需要促进形成选择有益于健康的食物及环境的行为。营养教育针对不同人群，利用不同渠道、不同工具和不同材料可以在不同的场所开展。营养专业人员掌握并采纳循证的、有理论基础的方法开展营养教育，可提高达到预期目的的有效性、可靠性。营养教育与咨询的方法与形式多种多样，应根据不同目标、不同人群、不同场所、不同资源、不同风土人情的需求和特点，选择适宜的营养教育与咨询活动方式。常用的方式如下。

1. 讲座 讲座是开展面对面群体健康传播活动最常用的形式之一，广泛应用于学校、社区、企事业单位、餐厅食堂、医院等各类场所。营养讲座是授课老师运用语言教学的方式，系统、连贯地向目标人群传授营养健康相关理念、知识、信息和技能的过程，属于一对多的人际传播，具有内容系统、参与人数较多、较易组织、反馈及时、针对性较强等特点。

2. 咨询 咨询是为目标人群答疑解难，针对其提出的具体问题，进行个体化指导，帮助其了解科学知识、澄清观念、转变态度、提高技能，做出适宜于自身行为决策的过程。通常包括面对面咨询、电话和网络咨询、入户访视等形式，是基层开展营养教育与咨询的重要方式。

3. 小组讨论 小组讨论是开展群体健康传播活动常用的方法之一。小组讨论一般由一位主持人带领，小组围绕某个专题进行座谈讨论，可专门组织。小组讨论是参与式培训、同伴教育、自我健康管理小组等群体活动的基本形式。

4. 大型健康传播活动 大型健康传播活动是以传播健康信息、倡导健康生活方式、营造有益健康的社会氛围为目的，有计划地组织相关机构、部门和人员参与的主题健康传播活动。近年来，广场健康文化活动、大型公益演出等大型健康传播的活动激起越来越强烈的社会反响，在健康传播领域显示出越来越重要的作用。

5. 新媒体传播 新媒体是相对于传统媒体（报纸、杂志、广播、电视等）而言，利用网络和数字化技术支撑体系下新媒体介质进行传播，传播方式多样，如网络直播、数字杂志、数字电视、数字电影、手机应用、触摸媒体等。新媒体传播具有传播方式双向互动化、传播行为个性化、接受方式移动化、传播速度实时化、传播内容多元化、传播地域广泛化等特点。

三、营养教育与咨询的步骤

营养教育与咨询作为健康教育在营养领域方面的应用，其实施步骤与开展健康教育活动步骤一致，包括需求评估、制订计划、实施、监测与评价等几个步骤。通过对群体或个体的营养健康状况、自身特征、文化背景、社会经济状况、资源、饮食行为状况及改变饮食行为可能存在的困难与支持性条件等了解，制订适宜于群体或个体的干预实施方案，实施过程中及时跟进指导，进行监测与评价，并根据评价结果及时调整计划与实施方案，最终实现群体或个体健康饮食行为的改善，达到合理膳食促进营养健康的目的。

（一）了解营养教育与咨询对象，进行需求评估

对群体进行营养教育前，要了解群体一般特征、存在的营养健康问题、当前饮食行为等，针对不同群体的不同问题，可结合不同资源及群体喜欢的教育方式、渠道与平台等。

进行营养咨询前首先要了解咨询对象的需求,进行简要评估,分析其主要营养健康问题及膳食模式;分析营养健康问题背后可改变的饮食行为、态度、认知问题,对改变可能存在的困难等提出针对性干预建议;了解其年龄、性别、文化程度、风俗习惯、喜好的信息渠道,选择适宜的媒介与方法开展干预;分析其可利用的政策与相关资源,可给予支持等。

（二）制订营养教育与咨询计划

为确保营养教育与咨询活动有依据、有针对性、有目标地进行,必须根据需求评估结果制订营养教育与咨询计划。

根据需求评估结果,制订以目标人群为中心的营养教育与咨询计划,首先应确定营养教育与咨询的目标和具体行为目标,确定实现该目标的一级目标人群与可影响该目标实现的二级、三级目标人群,针对不同人群采取适宜的营养教育与咨询策略、内容,选择适宜的营养教育与咨询渠道、媒介、方式与手段等。

计划中还应包括实施机构与人员、日程安排、评价方法与指标和经费预算等相关信息。

（三）确定营养教育与咨询途径和材料

当前,营养教育与咨询的途径与材料越来越多,不同目标人群喜欢或可获得的途径与材料不同,可根据营养教育与咨询计划中不同的目标人群,选择适宜的传播媒介、途径与传播材料。需要考虑以下两点。

1.确定目标人群喜欢且可获得的营养教育与咨询途径。包括面对面交流、电话咨询、讲座、大众传播等途径,及微信、抖音、微博等新媒体传播途径。

2.确定并选择适宜于目标人群的、科学的营养教育与咨询材料。包括短视频、宣传画、实物、模型、小册子等。

（四）进行营养教育与咨询前期准备

在需求评估后,实施营养教育与咨询活动前,需要按照营养教育与咨询计划做好内容、场所、工具、人员、时间等各方面的准备。需要考虑的主要有如下三点。

1.确定开展营养教育与咨询活动的具体人员与分工。包括主要讲授者、传播者、助手、参加活动的人员等。

2.确定开展营养教育与咨询活动的时间、场所或平台等。

3.确定开展营养教育与咨询活动时需要使用的健康教育材料及相关辅助设备、工具等。

（五）实施营养教育与咨询活动

实施营养教育与咨询活动,是对营养教育与咨询计划的具体落实,现场活动需要考虑的主要有以下几点。

1.以目标人群为中心,采用通俗易懂、目标人群容易接受的语言,以问题为导向,围绕改变行为所需要的知识与技能的简短易操作的核心信息进行营养教育与咨询。

2.教育与咨询活动中,关注目标人群的兴趣点、肢体语言、反应与情绪,予以积极回应,及时调整营养教育与咨询活动的内容和方式。

3.开展营养教育与咨询活动时,还需要关注目标人群的自我效能,帮助目标人群建立改变行为的自信心,帮助目标人群利用社会支持网络等可利用的资源,促进目标人群建立健康行为改变的支持性环境。

4.不同的场所、平台可采用不同的营养教育与咨询方式和内容。

（六）开展营养教育与咨询活动评价

可通过询问、访谈、问卷等形式进行营养教育与咨询活动的近期、中期和远期效果评价。近期效果评价包括知识、态度、信息、服务等的变化。中期效果评价主要指行为的变化。远期效果评价指目标人群营养健康状况和健康水平的变化。

根据效果评价结果，可以及时调整营养教育与咨询的内容、方式、方法、材料的选择、计划的制订等，为以后的营养教育与咨询活动提供经验参考。

四、开展营养教育与咨询需要具备的技能

营养教育与咨询是营养学专业实践的重要内容，是营养专业人员的核心能力和专业技术之一，是营养学与健康教育学等相关领域学科相互交融的重要体现，也是健康教育学在营养学领域的具体应用。因此，面对不同人群开展营养教育与咨询工作，既需要营养学知识与理论，也需要健康教育相关技能与工具的应用。

（一）职业道德规范和职业守则

社会主义职业道德基本规范包含五个方面的内容：爱岗敬业、诚实守信、办事公道、服务群众、奉献社会。爱岗敬业是为人民服务和集体主义精神的具体体现，是社会主义职业道德一切基本规范的基础。诚实守信是为人处世的一种美德，也是一种社会公德，是任何一个有责任心的人进行自我约束的基本要求。办事公道是指从业人员在办事情处理问题时，要站在公正的立场上，按照同一标准和同一原则办事的职业道德规范。服务群众是为人民服务精神的集中表现，要求依靠人民群众，时时刻刻为群众着想。奉献社会就是全心全意为社会作贡献，是为人民服务精神的最高体现。

营养行业职业守则是对从事营养行业人员的职业品德、职业纪律、职业责任、职业义务、专业技术胜任能力以及与同行、社会关系等方面的要求，是每一个从事营养工作人员必须遵守和履行的。营养行业职业守则要求：遵纪守法，诚实守信，团结协作；忠于职守，爱岗敬业，钻研业务；认真负责，服务于民，平等待人；科学求实，精益求精，开拓创新。

（二）营养学等相关领域的理论与技能

开展营养教育与咨询工作需要运用营养及膳食科学知识，对健康或疾病状态下个人或群体进行膳食管理、营养支持和治疗、营养咨询和指导。人体需要的各种营养素需要从每天的饮食中获得，必须科学地安排每日膳食以提供数量及质量适宜的营养素，避免可能产生的营养不足或营养过多危害。不同食物所含营养素不同，不同年龄、性别、劳动、生理或疾病状态人群的膳食营养素需要量不同。让大众养成健康饮食行为，不仅要了解这些基础营养与膳食知识，同时还需要了解膳食相关的文化、社会、经济、环境等影响食物选择的其他因素。

（三）健康教育的理论与技能

健康教育是一门在融合医学、行为学、心理学、教育学、传播学、管理学等多学科理论基础上，形成自身独特理论体系的交叉学科。健康教育的核心是促进人们树立健康意识，改变不健康的行为生活方式，养成有益于健康的行为。健康教育的主要手段包括讲授、培训、咨询、指导等。一切有目的、有计划的健康知识传播、健康技能传授或健康相关行为干预都属于健康教育范畴。开展健康教育需要了解健康教育、基本健康行为、健康心理、沟通交流、方案的计划、实施与评价等相关理论与实践技能。

第二节　营养教育与咨询的意义

根据开展营养教育与咨询的步骤与流程，首先营养专业人员需要进行需求评估，包括居民营养健康状况、膳食状况。然后根据目标人群可获得的资源情况提供针对性的实施方案，包括针对性的营养健康、食物选择与科学饮食行为相关的核心信息与技能等。同时需要帮助目标人群学会如何从处处可见、良莠不齐的营养健康信息中辨别出适宜于自己的科学营养健康信息。

一、个体或群体的营养状况评估

平衡膳食和合理营养可以使人体处于正常的营养状态。营养状况评估是识别营养不良的重要手段，是进行营养诊断、开展营养教育与咨询等营养干预的基础。一般通过膳食评估、体格检查、营养缺乏病体征检查和生物化学检查进行综合评估。

（一）膳食评估

膳食评估常采用食物频率法或膳食称重法、膳食记录法、询问法等了解个体或群体食物摄入种类和摄入量，目前的饮食模式或饮食习惯，结合食物成分表提供的100g各种食品含有能量和营养素的量，推算出该个体或群体的膳食营养素摄入量，并依据《中国居民膳食指南（2022）》和《中国居民膳食营养素参考摄入量（2013版）》对该群体或个体的营养素摄入量进行分析和评价。

（二）体格检查

身体形态和人体测量资料可以较好地反映机体的营养现状，是评价个体营养状况的较好指标。体格检查常用的指标有身高（长）、体重、皮褶厚度和身体各个围度等指标，可依据不同个体年龄、性别选择合适的指标。其中身高和体重最为重要，可以综合反映蛋白质、能量及其他一些营养素的摄入、利用和储备情况，同时还能反映机体、肌肉、内脏的发育情况和潜在能力。

（三）营养缺乏病体征检查

可根据症状和体征来检查营养不足和缺乏症。营养缺乏病体征检查是各种营养素缺乏症检查的一种综合，可发现有无营养素缺乏的临床表现。部分营养素缺乏症有其特征性临床症状，可根据其特异症状，并结合膳食、生化检查等进行营养状况评估。

（四）实验室生化检查

实验室生化检查可早期发现营养素缺乏的种类和缺乏程度，为营养评价提供客观的依据。机体通过消化道吸收的营养物质经血液运往全身组织器官，多数组织器官的代谢产物又随血液循环至排泄系统。对血液中营养物质及代谢产物的测定可反映机体营养状况和代谢情况，头发中某些微量元素水平也可以较好地反映机体的营养状况。此外，机体代谢产生的很多代谢产物通过尿液排出体外。因此，检测血液、尿液和头发中的营养物质或代谢产物对于疾病诊断、营养状况评价都有积极的意义。

二、膳食模式

膳食模式是指膳食中各类食物的数量及其在膳食中所占的比重。食物多样化是平衡膳食的保障。不同膳食模式对健康有重要影响。有研究基于 meta 分析和全球疾病负担数据，使用生命表法估计摄入不同食物种类的预期寿命，提出优化膳食、可行性膳食和典型西方膳食三种膳食模式，分析三种膳食模式对我国居民预期寿命的影响。该研究显示，从 20 岁开始将典型西方膳食改为优化膳食的女性预期寿命增加 10.6 年，男性增加 12.9 年；从 40 岁开始调整，女性增加 10.2 年，男性增加 12.0 年；从 60 岁开始调整，女性增加 8.6 年，男性增加 9.3 年；从 80 岁开始调整，男女性预期寿命也会增加 3 年以上。

与典型西方膳食相比，优化膳食增加了全谷物、豆类、鱼类、水果、蔬菜摄入量，包括少量坚果，减少了红肉、加工肉、含糖饮料和精制谷物的摄入量。可行性膳食模式综合考虑膳食合理性与实际可行性，是介于优化膳食和典型西方膳食模式之间的选择。三种膳食模式各类食物每日摄入量见表 1-1。

表 1-1　三种膳食模式各类食物每日摄入量

单位：g

食物种类	优化膳食	可行性膳食	典型西方膳食
全谷物（生重）	225	137.5	50
蔬菜	400	325	250
水果	400	300	200
坚果	25	12.5	0
豆类	200	100	0
鱼类	200	125	50
鸡蛋	25	37.5	50
牛奶 / 乳制品	200	250	300
精制谷物	50	100	150
红肉	0	50	100
加工肉	0	25	50
白肉	50	62.5	75
含糖饮料	0	250	500
植物油	25	25	25

三、中国居民膳食指南

膳食指南是根据食物生产供应及居民实际生活实践，将现有的膳食营养与健康证据研究转化为以食物为基础的平衡膳食指导性文件，旨在帮助人们做出科学的食物选择和身体活动，合理搭配膳食，以维持和促进健康，预防和减少营养相关疾病的发生。我国自 1989 年发布第一版《我国的膳食指南》以来，目前已发布五版。《中国居民膳食指南》是营养健康教育和公共政策的基础性文件，是国家实施和推动食物合理消费及改善居民营养健康行动的一个重要组成部分。

膳食指南是根据营养科学原则和人体营养需要，紧密结合我国居民膳食消费和营养状况的实际情况，提出的食物选择和身体活动的指导意见。《中国居民膳食指南（2022）》由一般人群膳食指南、特定人群膳食指南和平衡膳食模式和膳食指南编写说明三部分组成。一般人群膳食指南适用于2岁以上健康人群，在分析我国应用问题和挑战，系统综述和荟萃分析科学证据的基础上，提出了8条膳食准则，在每个准则下设有提要、核心推荐、实践应用、科学依据、知识链接5个部分，更具有实践指导意义。8条膳食准则分别为食物多样，合理搭配；吃动平衡，健康体重；多吃蔬果、奶类、全谷、大豆；适量吃鱼、禽、蛋、瘦肉；少盐少油，控糖限酒；规律进餐，足量饮水；会烹会选，会看标签；公筷分餐，杜绝浪费。

特定人群膳食指南是根据不同年龄阶段人群的生理特点及其膳食营养素需要而制定的。特定人群膳食指南包括孕妇乳母膳食指南、婴幼儿喂养指南、儿童膳食指南、老年人群膳食指南和素食人群膳食指南，各特定人群的膳食指南是在一般人群膳食指南的基础上形成建议和指导。2022版膳食指南增加了"高龄老年人"指导准则，突出了食物量化概念和营养的结合，更加强调了膳食模式、食物份量、分餐、不浪费等启迪新饮食方式变革的倡导。

四、中国居民营养素养核心信息

营养素养是指个人获取、分析和理解基本营养信息和服务，并运用这些信息和服务作出正确营养决策，以维护和促进自身营养与健康的能力。营养素养包括基本健康知识和理念、健康生活方式与行为、基本技能三大部分。

《中国居民营养素养核心信息》由北京大学公共卫生学院组织全国营养、食品安全、健康教育、疾病预防和临床等不同领域专家，综合考虑我国国情和饮食文化，不同地区、不同年龄居民的营养认知和需求特点编制。包括针对一般人群、学龄前儿童、学龄儿童、孕期妇女、哺乳期妇女和老年人6类人群的营养素养核心信息。

一般人群营养素养核心信息共20条，强调生命每一个阶段都应当遵循健康的饮食，理解合理膳食是维系健康、远离疾病的重要基础；注重多种食物的合理搭配，会用适宜的方式储存、准备、处理和烹饪食物；从文明礼仪角度按需用餐，文明用餐，杜绝浪费；把握好饮食和运动的平衡，定期测量并评价体重。

学龄前儿童营养素养核心信息共14条，涵盖认识食物、食物特点、食物选择、饮食行为、饮食安全和身体活动等6方面内容。学龄儿童营养素养共20条，注重自主规划和判定健康食物、批判性甄别食物营养等方面内容。

孕期妇女营养素养核心信息共24条，包括孕期合理营养对母子双方近期和远期健康都具有重要的影响，适宜增重有助于获得良好的妊娠结局，孕前3个月起服用叶酸补充剂，孕前开始对体重进行监测和管理等。

哺乳期妇女营养素养核心信息共24条，包括膳食多样平衡，纯母乳按需喂养6个月，定期监测婴幼儿体格指标以保证婴儿健康生长等。

老年人营养素养核心信息共20条，包括老年人需要充足的食物摄入，预防营养缺乏现象发生；注重食物种类的多样性，以谷类为主，摄入优质的蛋白质和富含钙的食物；合理选择并搭配食物等。

五、膳食指导和评估

膳食营养是维持生命与健康的物质基础。从胚胎发育开始直至衰老死亡的全部生命过程中，膳食营养自始至终起着重要作用，是决定人体素质和健康的重要因素。对不同性别、年龄、生理状况的人群应有针对性地进行膳食指导和评估。

（一）营养目标确定和食谱编制

人体每天从饮食中获得所需的各种营养素，不同个体年龄、性别、生理及劳动状况不同，对各种营养素的需要量也不同。中国居民膳食营养素参考摄入量（dietary reference intakes，DRIs）根据不同年龄、性别、劳动、生理状态提出了不同营养素的推荐摄入量，既是衡量所摄取营养素适宜与否的尺度，也是帮助个体和人群制订膳食计划的工具。针对不同人群，不同个体，根据《中国居民膳食营养素参考摄入量（2013版）》确定每天所需要的各种营养素需要量，参考《中国食物成分表（标准版）》和人群特征确定食物种类和数量，编制、调整并确定食谱。

（二）食谱营养评价和调整

参照食物成分表初步核算食谱提供的能量、蛋白质、脂肪和碳水化合物含量，与推荐量进行比较，相差在 ±10% 以内，可认为符合食谱要求。可按照以粮换粮、以豆换豆、以肉换肉的同类互换原则进行增减或更换食物的种类或数量，使营养素摄入符合需要。能量和三大产能营养素以天为单位进行计算，其他营养素以一周为单位进行计算评价，一周的平均摄入满足需要即可。同时，需要注意检查膳食结构，食物种类是否齐全，数量是否充足，能量比例、来源是否合理，动植物来源的蛋白质、脂肪是否适宜。

六、食品营养评价

食物是人类赖以生存的物质，不同的食物所含营养素种类与数量不同，能满足人体营养需要的程度也不尽相同。要想满足人体对各种营养的需要，必须强调食物多样化和膳食平衡。平衡膳食模式是最大程度保障人体营养需要和健康的基础，食物多样化是平衡膳食的基本原则。人类要保持健康，必须掌握每类食物的营养学特点，通过合理选择和搭配，获得适量、平衡、健康的膳食。食物营养主要内容有食物分类，各类食物的营养价值特点，食物强化、加工、烹调对食物营养素的影响，食物营养评价的方法和手段等。

食品标签一般要求包括食品名称，配料表，净含量和规格，生产者和/或经销者的名称、地址和联系方式，生产日期和保质期，储存条件，食品生产许可证编号，产品标准代号及其他需要标示的内容。还有其他标签标示内容，如食品营养标签，或用于特殊用途食品、保健食品、辐照食品、转基因食品的标签标示。

食品营养标签是食品标签上营养特性的说明，包括营养成分表和附加的营养信息。营养标签是促进规范化生产的有效手段，也是消费者了解食品营养信息、获取营养知识最简单、最直接的途径。通过营养标签可以了解食品的营养特性，根据自身需要选择食品，计算食用一定量食品后对一日营养素需要量的影响，有利于平衡膳食、合理营养、降低膳食相关疾病的发生危险。

七、营养相关信息来源与鉴别

随着科技发展，互联网、手机应用等丰富的电子信息日益成为人们营养信息的主要来源，而在互联网、微博、微信、抖音、今日头条、杂志等各个平台中，不少信息互相冲突，存在很多误区或错误，对公众选择适宜于自己的食物、选择适宜于自己的健康饮食行为造成不小的困扰。如何识别可信和科学的营养健康信息，提高公众营养素养也成为营养教育与咨询的一个重点内容。

在开展营养教育与咨询工作时，尽量引用政府、权威卫生机构或专业机构发布的行业标准、指南和报告，有确切研究方法且有证据支持的文献等信息，并且将信息尽可能转化为受众喜欢的、可接受的、明确的、通俗的信息，使目标人群更容易理解和接受。

我国营养与食品政策法规主要有《健康中国行动（2019—2030年）》《国民营养计划（2017—2030年）》《"健康中国2030"规划纲要》《中国食物与营养发展纲要（2014—2020年）》《营养改善工作管理办法》《中国营养改善行动计划》《中华人民共和国食品安全法》《中华人民共和国反食品浪费法》《食品安全国家标准预包装食品营养标签通则》《儿童青少年肥胖防控实施方案》《学校食品安全与营养健康管理规定》等。

营养相关指南主要有《中国居民膳食指南（2022）》《儿童肥胖预防与控制指南（2021）》《中国超重/肥胖医学营养治疗指南（2021）》《营养与健康学校建设指南》《中小学健康教育指导纲要》《普通高等学校健康教育指导纲要》等。

营养健康信息网站可以搜索查阅国家卫生健康委、中国疾病预防控制中心营养与健康所、中国营养学会、中国健康教育中心等官网，健康中国、中国营养与健康、科普中国、中国营养界、中国健康教育中心、马上营养等微信公众号。

第三节　我国营养教育与咨询的现状

营养教育与咨询并非仅仅传播营养知识，还提供促使个体、群体和社会改变饮食行为所必需的营养知识、操作技能和服务能力。营养教育与咨询可通过有计划、有组织和有系统评价的干预活动，普及营养与食品卫生知识，向人们提供改变不健康饮食行为所必需的知识、技能和社会服务，让人们养成健康的饮食行为和生活方式，使人们在面临营养与食品卫生方面的问题时，有能力作出有益于健康的选择。营养教育具有多途径、低成本和覆盖面广等特点，对提高广大群众的营养知识水平、合理调整膳食结构以及预防营养相关疾病切实有效，对于贯彻落实《"健康中国2030"规划纲要》，提高国民营养健康水平具有重要意义。

一、提升公众营养素养，养成健康饮食行为和生活方式

国民营养与健康状况是反映一个国家或地区经济与社会发展、卫生保健水平和人口素质的重要指标。良好的营养和健康状况既是社会经济发展的基础，也是社会经济发展的重要目标。

营养素养是健康素养的重要组成部分，是连接个体、食物和环境的桥梁，三者相互作用共同影响饮食行为和膳食营养摄入，最终影响个体健康与发展。具备营养素养应知道食物来源，有能力选择和准备健康的食物，并采取适合自己的健康饮食行为，从而促进改善营养健康状况。营养教育与咨询的重要目的之一是提高公众的营养知识、改善公众对营养健康的态度，学会获取、分析食物与营养相关信息，掌握营养健康相关技能，利用有限的食物资源获得平衡膳食，使公众吃得安全、吃得营养，解决我国居民存在营养素养缺乏、传统但无科学根据的食物禁忌和不健康的饮食习惯等较为普遍的问题，提高居民科学选择食物、合理搭配膳食的能力。

二、预防与治疗营养相关疾病

营养治疗是疾病防治的重要手段。在疾病防治过程中,膳食营养的改善至关重要。营养教育与咨询对改善居民营养健康观念,普及营养健康知识,倡导营养健康理念,改善疾病患者的健康状况及生活质量,有着重要意义。

营养教育与咨询是临床营养学的重要手段。临床营养学是研究如何合理利用食物和营养素,促进人体生长发育、增进健康、提高功能、防治疾病和延缓衰老的综合性学科。在正常生理需要的基础上,根据疾病的诊断、病情及其他情况,合理制订和调整临床营养治疗方案,通过各种途径对病人进行营养治疗,以改善代谢、增强机体对疾病的抵抗力,达到促使疾病好转或痊愈的目的。合理的营养治疗可以有效改善疾病发展、减少并发症发生、减轻病人痛苦和降低医疗费用支出。营养教育与营养咨询能够支持治疗,通过丰富营养知识、改变态度与行为,促进对治疗的依从性,从而促进全面健康。

三、促进以治病为中心向以人民健康为中心转变

预防是最经济、最有效的健康策略。实施健康中国战略,强调坚持预防为主,倡导健康生活方式。预防控制营养健康相关疾病是营养教育与咨询的重要目标之一。将营养教育与咨询工作融入所有政策,个人、家庭、社会和政府各方共同参与,让每个人都承担起自己营养健康的第一责任,养成健康饮食行为和生活习惯,改变不健康生活方式,是落实预防为主,为群众提供全方位、全周期的健康保障,促进以治病为中心向以人民健康为中心转变的重要方式。

第四节　营养教育与咨询的主要内容与资源

营养教育与咨询是一项需要政府、学校、医院、企事业单位、社区、家庭等不同主体相互配合的覆盖全人群、全生命周期的系统性工程,需要全社会的共同参与,营养教育与咨询才能达到最佳效果。为提升居民营养健康素养、改变公众不健康的饮食行为,我国在营养教育与咨询方面作出了许多努力,相关实践也取得了一定成绩与进展,但仍存在专业人员缺乏,设备资源不足等问题。近年来,营养教育与咨询越来越受到政府、科研机构、社会组织、学校、幼儿园、民营企业等全社会的广泛关注。

一、国家出台系列指导性文件相关政策

为贯彻落实《"健康中国 2030"规划纲要》,国家出台《国民营养计划(2017—2030 年)》和《健康中国行动(2019—2030 年)》,这是指导未来十余年我国合理营养和膳食工作的重要文件,将充分调动全社会的积极性和创造性,不断改善我国国民的膳食营养和饮食行为。

《国民营养计划(2017—2030 年)》指出要以普及营养健康知识、优化营养健康服务为重点,关注国民生命全周期、健康全过程的营养健康,将营养融入所有健康政策,不断满足人民群众营养健康需求,提高全民健康水平;提出提升营养健康科普信息供给和传播能力,推动"互联网＋营养健康"的智能化应用融合发展,采用多种传播方式和渠道,定向、精准地将

科普信息传递至目标人群，进一步普及吃动平衡的健康生活方式，及时发现并纠正错误营养宣传，避免营养信息误导，提高居民营养健康素养，改善居民营养健康状况；提出要推动营养健康科普宣教活动常态化，以全民营养周、全国食品安全宣传周、"5.20"中国学生营养日、"5.15"全国碘缺乏病防治日等为契机，大力开展科普宣教活动，带动宣教活动常态化；提出开展生命早期1000天营养健康行动、学生营养改善行动、老年人群营养改善行动、临床营养行动、贫困地区营养干预行动、吃动平衡行动等六大重大行动。

《健康中国行动（2019—2030年）》中合理膳食行动针对全人群加强营养和膳食指导，重点鼓励全社会减盐、减油、减糖。合理膳食行动在行动目标、主要指标以及具体行动内容上，聚焦当前人民群众面临的主要营养健康问题和不合理膳食行为，对"为什么要合理膳食，什么是合理膳食，怎么做才是合理膳食"分别从政府、社会、个人和家庭3个层面提出了相应要求，特别突出个人应当对自己合理膳食负责的理念，呼吁每一位居民都要行动起来，主动学习膳食科学知识，学会读懂食品营养标签标识，每个人从自身做起，从每一天、每一餐做起，带动家庭、社区提升营养健康素养。

自20世纪90年代以来，国家先后颁布和实施了《中国食物与营养发展纲要》《中国居民膳食指南》等营养相关政策和行动计划，对保障国家食物供给、优化居民膳食结构和推动居民营养改善发挥了巨大作用。正在编制的《中国食物与营养发展纲要（2015—2035年）》将树立大农业、大食物、大营养观，优化居民膳食结构，并指导各地编制区域特色的食物与营养发展规划，助力全民营养健康。

《中国居民膳食指南科学研究报告（2021年）》指出，中华人民共和国成立70多年来，我国的营养保障和供给能力显著增强，人民健康水平持续提升，人均期望寿命从35岁提高到77.3岁，居民营养不足与体格发育问题持续改善，主要表现在居民膳食能量和宏量营养素摄入充足，优质蛋白质摄入不断增加，居民平均身高持续增长，农村5岁以下儿童生长迟缓率显著降低，这些都是食物供应充足、膳食质量提高的主要贡献。受社会经济发展水平不平衡、人口老龄化和不健康饮食生活方式等因素的影响，我国仍存在一些亟待解决的营养健康问题。一是膳食不平衡的问题突出，是慢性病发生的主要危险因素。高油高盐摄入在我国仍普遍存在，青少年含糖饮料消费逐年上升，全谷物、深色蔬菜、水果、奶类、鱼虾类和大豆类摄入普遍不足。二是居民生活方式明显改变，身体活动总量下降，能量摄入和消耗控制失衡，超重肥胖成为重要的公共卫生问题，膳食相关慢性病问题日趋严重。三是城乡发展不平衡，农村食物结构有待改善。农村居民奶类、水果、水产品等食物的摄入量仍明显低于城市居民，油盐摄入、食物多样化等营养科普教育急需下沉基层。四是婴幼儿、孕妇、老年人等重点人群的营养问题应得到特殊关注。五是食物浪费问题严重，居民营养素养有待提高。

二、形成以"全民营养周"为核心的营养教育与咨询品牌活动

"全民营养周"于2015年设立，2017年"全民营养周"作为"推动营养教育科普宣传常态化"的内容之一，被列入《国民营养计划（2017—2030年）》，上升为国家倡导的全民科普活动，成为新时代建设健康中国的重要内容。每年确定不同主题进社区、进学校、进部队，设立健康小屋、健康食堂、轻食餐厅、健康步道、健康主题公园、健康知识一条街等形式多样的健康教育环境支持与活动，带动全社会积极参与，影响力日益壮大，营养与健康元素无处不

在，融入人们日常生活的点点滴滴，创建了我国营养教育的新格局。

三、日益重视学生营养教育

自中华人民共和国成立以来，国家出台实施了一系列学生营养教育的相关政策，如学生营养改善计划、学生饮用奶计划、营养与健康学校建设指南等。

营养教育是学生营养健康改善工作的基础和核心，营养教育离不开专业机构、学校、家庭、社区、媒体及社会各界的参与。2021年，教育部成立"全国学校食品安全与营养健康工作专家组"，进一步加强学校食品安全与营养健康管理，发挥专家对学校食品安全与营养健康工作的咨询、研究、评估、指导、宣教等作用。同年，第一届中国学生营养教育论坛在北京召开，本论坛旨在加强营养教育的学术和实践交流，凝聚社会各界力量，形成合力，推动我国学生营养教育的创新发展。

四、公卫、临床与社会团体协同合作，共同促进营养教育健康发展

我国营养工作得到党和国家的重视，医学、农业、轻工、商业、粮食等院校培养了一批专业营养工作人员。专业营养工作人员主要分布在各级医疗卫生机构和公共卫生机构，从事疾病预防控制、妇幼保健等公共卫生营养工作和医院的临床营养工作。

随着社会经济的发展和生活水平的提高，居民对营养提出了更高的要求，学校、企事业单位、社区等各个场所及婴幼儿、学生、青少年、成年人、孕产妇、老年人等全人群的营养需求也持续快速增长。营养工作者分布在各个行业、各个领域中发挥营养与膳食指导作用。乡、村各级公共卫生人员也是基本公共卫生服务中营养膳食指导的重要工作力量。

公共卫生机构营养工作者主要针对大众人群开展居民营养健康状况的分析、公众营养健康合理膳食等相关信息的普及；医疗机构营养工作者主要通过营养门诊或营养处方的方式针对孕产妇、儿童和疾病患者开展营养教育与咨询；社会团体主要针对个体给予个体化营养教育与咨询。

五、"互联网＋"营养健康前景广阔

在膳食结构变迁、疾病谱变化、互联网交互发达的今天，"互联网＋"营养健康将为营养教育与咨询工作带来更多优势。营养干预是营养工作最重要的落脚点，需要进行需求评估，对服务对象进行人群细分，有针对性地制订干预方案，并进行及时跟踪随访与评估。"互联网＋"营养健康可实现远程营养教育与咨询，减少时间、地域、社会经济状况与面对面交流的各种限制，提高为所有公众提供全生命周期膳食营养服务的灵活性。如面对全人群利用网络各大平台与应用开展的中国好营养直播、系列营养健康访谈、营养大咖自媒体文字与直播等"互联网＋"营养健康活动的各种实践，对于引导公众选择适宜的营养健康生活方式起到了很好的效果。"互联网＋"营养健康能够发挥信息采集和利用快速、便捷、针对性强的优势，为全生命周期的不同需求提供营养健康信息，开展监测和膳食指导，进一步与自我健康管理相结合，促使居民形成良好生活方式和习惯。

对于普通居民，运用"互联网＋"营养健康能极大提高其有效营养健康信息获取和自我管理能力，达到提高居民健康的根本目的；对于营养工作者，他们多为基层疾病预防控制中心的营养相关工作人员，"互联网＋"营养健康的引入能够在居民、营养工作者和专业机构间

建立信息交流的桥梁，达到提高自身工作水平和服务质量的目的；对于政府及营养工作专业机构（主要为国家和省级疾病预防控制中心），"互联网+"营养健康能够使政府和专业机构准确、高效地掌握居民营养健康状况及变化趋势，为决策提供充分的科学支持和依据。

六、我国营养教育与咨询工作的人才队伍

营养师在国际上是一个成熟的职业，有一百多年的历史。中华人民共和国原劳动和社会保障部于 2005 年 10 月发布了公共营养师等 11 个新职业。2006 年中华人民共和国劳动和社会保障部颁布《公共营养师国家职业标准（试行）》，为我国营养师职业发展起了积极推动作用。目前我国营养咨询行业还不够规范，存在不少人无营养师资质，却以营养师的身份进行营养咨询的现象。

注册营养师在美国是医生的一种，是美国法律认可的食品与营养专家，为病人提供的很多服务受医疗保险覆盖。2017 年，中国营养学会开始了注册营养师的评审工作，注册营养师需要具有营养和/或医学相关专业的本科学历，完成相关的课程学习，并在指导下实践学习一年以上。国内的临床营养工作和过去比进步了很多，基本上三甲医院都有营养科，大部分二甲医院也有。我国注册营养师大部分在医院营养科、妇幼保健院等医疗卫生机构工作。

《健康中国行动（2019—2030 年）》的合理膳食行动提到制定实施营养师制度，在幼儿园、学校、养老机构、医院等集体供餐单位配备营养师，在社区配备营养指导员，并提出每 1 万人配备 1 名营养指导员的目标。

营养指导员是合理膳食行动提出的新名词，主要在社区里。营养指导员是经专业培训，掌握基本营养健康理论知识和技能，并通过一定程序认定后，面向公众提供营养教育和咨询、膳食和均衡营养指导与宣教等服务的专业人员。营养指导员实行定向定量的原则，以社区医疗卫生服务中心、托幼机构、中小学校、养老院等社会公共服务机构中从事营养指导工作的人员为主要培训对象，逐步扩展至体育健身、食品企业、餐饮业等从事营养管理的人员。营养指导员面向公众提供的营养服务包括膳食营养状况分析、膳食营养评估与指导、营养配餐或食谱设计、营养健康科普宣传、推广"三减三健"等适宜技术、人群营养干预与改善等。营养指导员作为打通国民营养健康素养"最后一公里"的关键，是营养人才队伍建设的重要组成部分。营养指导员是社区和基层工作中非常重要的一支力量，对于重点地区、重点人群不健康饮食结构的合理化调整，营养健康支持性环境的建设，营养健康食堂、餐厅的创建等方面都将发挥重要的作用。

（杜维婧　马冠生）

参 考 文 献

[1] 中国营养学会. 中国居民膳食指南（2022）[M]. 北京：人民卫生出版社，2022.

[2] 贝齐·B·霍利，朱迪丝·A·贝托. 营养咨询与健康教育技术指导 [M]. 上海：上海交通大学出版社，2019.

[3] 葛可佑. 公共营养师（基础知识）[M]. 2 版. 北京：中国劳动社会保障出版社，2012.

[4] 杨月欣. 公共营养师（国家职业资格二级）[M]. 2 版. 北京：中国劳动社会保障出版社，2014.

[5] 田向阳，程玉兰. 健康教育与健康促进基本理论与实践 [M]. 北京：人民卫生出版社，2016.

[6] 田本淳. 健康教育与健康促进实用方法 [M]. 2 版. 北京：北京大学医学出版社，2014.

[7] 李长宁,程玉兰. 基层健康教育工作手册实用方法与技能 [M]. 北京:中国人口出版社,2018.

[8] 国家卫生健康委疾病预防控制局. 中国居民营养与慢性病状况报告（2020 年）[R]. 北京:人民卫生出版社,2021.

[9] FADNES L T,ØKLAND J M,HAALAND Ø A,et al. Estimating impact of food choices on life expectancy: A modeling study[J]. PLOS Medicine,2022,19（2）:1-17.

[10] 中国营养学会. 中国居民膳食指南科学研究报告（2021）[M]. 北京:人民卫生出版社,2022.

第二章 心理学相关理论和实践

人的心理现象是自然界最复杂、最奇妙的一种现象。眼睛可以看到五彩缤纷的世界，耳朵可以听到旋律优美的钢琴协奏曲，大脑可以存储异常丰富的知识，时过境迁而记忆犹存。人有"万物之灵"的智慧，能运用自己的思维去探索自然和社会的奥秘，用语言交流思想和情感；人有七情六欲，能通过活动去满足自己的各种需要，并在周围环境中留下自己意志的印迹……总之，人类关于自然和社会方面的各种知识，在认识世界、改造世界方面所取得的一切成就，都是和人的心理的存在和发展分不开的。

心理学是研究人的心智与行为的学科。在人类行为中，饮食行为是特别重要的一种。中国有句古话叫"民以食为天"，充分体现了饮食在生活中的重要性。饭菜为什么要讲究色香味俱全？情绪对饮食行为有什么影响？幼儿吃饭为什么喜欢直接上手？诸如此类的问题，与饮食相关，背后也藏着很多心理学的原理。本章主要介绍与饮食行为相关的心理学理论。

第一节 基础心理学

一、心理活动的生理基础

脑是心理活动最重要的器官，由大量神经元组成。正常发育的大脑为心理的发展提供物质基础。脑与其他器官和组织一样，需要氧气和营养，脑的正常功能取决于足够数量的脑细胞及其合成和分泌的足量神经递质。此外，内分泌系统也会通过内分泌腺分泌的激素来实现对心理与行为的调节作用。在日常生活中，随着健康生活理念的发展，越来越多的人意识到，大鱼大肉的饮食并不利于身体健康，开始注重饮食营养的均衡性和节制性。

二、感觉与知觉

（一）感觉

一个物体有它的颜色、形状、温度、气味等属性，但人体没有一个感觉器官可以把这些属性都加以认识，只能通过一个一个感觉器官，分别反映物体的这些属性。眼睛看到了颜色、形状，耳朵听到了声音，鼻子闻到了气味，舌头尝到了滋味，皮肤感知到了物体的温度和光滑程度等等。每个感觉器官对物体一种属性的反应就是一种感觉。

感觉是由物体作用于感觉器官引起的，按照刺激来源于身体外部还是内部，可以把感觉分为外部感觉和内部感觉。

外部感觉是由外部刺激作用于感觉器官所引起的感觉，包括视觉、听觉、嗅觉、味觉和皮肤感觉，皮肤感觉又包括触觉、温觉、冷觉和痛觉。

食物的色泽是引起人们对食物的注意、联想和情绪的先决条件，鲜艳的颜色会让我们对食物产生更加可口的感受。把同样的白葡萄酒放在两个同样颜色、材质、大小的杯子里，并在其中一杯葡萄酒中加入一些红色的食用色素，人们会认为这两杯是完全不同的饮料。带有红色食用色素的白葡萄酒因为颜色的关系，被认为拥有更甜、更圆润的口感。

在饮食行为中，嗅觉往往先于味觉，有时甚至先于视觉。例如，面包店一般都会尽可能让门店散发食物本身的香气，路过的行人就会通过嗅觉关联产生食欲及购买欲。

味觉是直接与食物打交道产生的感觉，味觉的感觉器官是分布在舌表面、咽、颚等处的味蕾，凡是可溶性的有滋味物质作用于味蕾，都可引起味觉。基本味觉包括酸、甜、苦、辣、咸等。

与饮食行为关系密切的触觉是口腔触觉，即人们常说的口感。口感通常被归纳为嫩、老、脆、松、软、酥、糯、爽、滑等。

声音也会影响我们品尝食物的味道。两块相同的巧克力，当你吃其中一块时播放高音调的乐曲，在品尝的时候，你可能会发现它更甜；而在吃另一块的时候播放低音调的乐曲，你有可能会觉得它更苦。适宜的音乐可以使人心情舒畅、轻松愉快，从而影响人们的食欲。

内部感觉是由身体内部刺激（机体自身的运动和状态）所引起的感觉，包括运动觉、平衡觉和机体觉。机体觉又叫内脏感觉，它包括饥、胀、渴、窒息、恶心、便意和疼痛等感觉。

感觉向机体提供了内外环境的信息，保证了机体与环境的信息平衡，是一切较高级、较复杂认识活动的基础，也是人的全部心理现象的基础。

（二）知觉

对物体个别属性的认识是感觉，对同一物体各种感觉的结合，就形成了对这一物体整体的认识，即对这一物体的知觉。知觉来自感觉，但又不同于感觉。感觉只反映事物的个别属性，知觉反映事物的整体；感觉是单一感觉器官活动的结果，知觉是各种感觉协同活动的结果；感觉不依赖于个人的知识和经验，知觉受个人知识和经验的影响。同一物体，不同的人对它的感觉是相同的，但对它的知觉会有差别，知识经验越丰富对物体的知觉越完善全面。显微镜下的血样，正常人无论谁看都是红色的，但医生能看出里边的红细胞、白细胞和血小板等，没有医学知识的人就无法辨识。形容一道菜色香味俱全，这里的色就是视觉，香是嗅觉，味则是味觉，各种感觉综合在一起，完美融合，形成人们对这道菜的知觉，这种知觉会促进人们的食欲，有更多的进食行为。

知觉包含不同种类，如：空间知觉、时间知觉、运动知觉及错觉。空间知觉是指对物体的大小、形状、距离、方位等空间特性的知觉；时间知觉是指对物质现象的延续性和顺序性的反映；运动知觉是指对物体在空间中的位移产生的知觉；错觉是指在特定条件下产生的对客观事物的歪曲知觉，往往带有固定倾向。

三、记忆

记忆是过去的经验在头脑中的反映。所谓过去的经验是指过去对事物的感知，对问题的思考，某个事件引起的情绪体验，以及进行过的动作操作。这些经验都可以以映像的形式储存在大脑中，在一定条件下，这种映像又可以从大脑中提取出来，这个过程就是记忆。

所以,记忆不同于感知觉是反映当前作用于感觉器官的事物,而是对过去经验的反映。人们对食物的记忆很多时候伴随着内心丰富的情感体验,如某道菜的味道会让人们回忆起做菜的人,或与菜有关的事。

记忆可以分成不同种类。根据信息保存时间长短,分为感觉记忆、短时记忆和长时记忆。长时记忆又可以分为情景记忆和语义记忆。此外,还有外显记忆和内隐记忆,程序性记忆和陈述性记忆。

作为一种基本的心理过程,记忆与其他心理活动密切相关。在知觉中,人的过去经验有重要作用,没有记忆参与,人就不能分辨和确认周围的事物。在解决复杂问题时,由记忆提供的知识经验,也起着重要作用。

四、意识与注意

(一)意识

就心理状态而言,意识意味着清醒、警觉、觉察、注意等。就心理内容而言,意识包括可用语言报告出的一切东西,如对幸福的体验、对周围环境的知觉、对往事的回忆等。在行为水平上,意识意味着受意愿支配的动作或活动,与自动化的动作相反。例如,早晨起床后,人在选择穿哪一件衣服时,是受意识支配的,但是穿衣服的动作本身往往是自动化、不受意识控制的。

无意识指个体不能觉察到的心理活动和心理过程,又称潜意识,是相对于意识而言的。弗洛伊德最先提出了无意识有关理论,他指出某些意识经验如此具有威胁性,以至于某些特殊的心理过程将它们一直排除在意识之外。

睡眠是一种与觉醒相对立的意识状态,也是我们日常生活中最熟悉的活动之一,人的一生大约有 1/3 的时间是在睡眠中度过的。正常的睡眠不但有促进生长发育、保护大脑的作用,还可消除疲劳、恢复体力和增强机体免疫力。但随着社会及工作压力的增大、夜间生活的增多,人们心理负担逐渐增加,睡眠问题越来越多,失眠人群逐渐扩大。

(二)注意

注意是心理活动或意识活动对一定对象的指向和集中。注意的指向性是指人在某一瞬间,他的心理活动或意识活动选择了某个对象,而忽略了另一些对象。与此同时,人的注意会在他选择的这个对象上集中起来,这就是注意的集中性。例如,大家耳熟能详的科学家爱因斯坦,因为专心于做实验,误将怀表当作鸡蛋扔进锅里煮的故事。爱因斯坦的意识选择了他的实验,而忽略了鸡蛋和怀表。对于前者,他非常清楚实验进行的每一个细节,而对后者的印象则非常模糊,甚至不知道自己什么时候将怀表误当作鸡蛋扔进了锅里。

五、思维

思维是人脑对客观事物的本质和事物之间内在联系的认识,思维作为一种反映形式,最主要的特征是间接性和概括性。

思维的间接性表现在它能以直接作用于感觉器官的事物为媒介,对没有直接作用于感觉器官的客观事物加以认识。例如,下班回家看到厨房垃圾桶里的西瓜皮,判断出家里有人吃西瓜了。尽管没有看到家人吃西瓜的过程,但从眼前的景象可以推断出来,这就是间接的反映。

思维的概括性表现在它可以把一类事物的共同属性抽取出来，形成概括性认识。例如，从众多物体中抽取出它们的数量属性，形成数的概念；把各种水果的共同特点抽取出来加以概括，形成水果的概念。

六、语言和言语

语言是以语音或文字为物质外壳，以词为基本单位，以语法为构造规则的符号系统，汉语、英语、德语、法语、日语等等都是这种符号系统。语言是人们进行思维和交际的工具，是一种社会现象，随着社会的产生而产生，随着社会的发展而发展。

言语则是人们运用语言交流思想，进行交际的过程。言语有听说读写各种不同的形式，同时也可以分成外部言语和内部言语两大类。用来进行交际的言语称为外部言语，不是用来进行交际的言语称为内部言语。对话言语、独白言语和书面言语都属于外部言语；为了支持思维活动而进行的、不出声的言语称为内部言语。内部言语不像外部言语那样需要表达，所以内部言语比较简短或不完整，是思想的轮廓，只要保证思维沿着正常方向进行就行。

言语要借助语言才能实现，离开了语言人们只能通过表情和动作进行交际，而这种方式的交际所能交流的内容有限，远远不能满足社会生活的需要。所以，言语离不开语言，只有借助语言才能实现人们之间的思想交流。语言只有发挥交际工具的功能才有存在的价值，才是活的语言；离开了人们的交际活动，语言也就变成了死的语言，将会被社会淘汰。所以，语言也离不开言语。

七、需要与动机

（一）需要

人生活在社会上，要维持和发展自己的生命，需要一定的客观条件来保证，没有这些条件人就不能生存，也不能延续和发展。例如，人饿了得吃饭，渴了得喝水，在社会中生活得有谋生的手段，还要保持良好的人际关系等等。这些条件是不可缺少的，若缺少则会造成人机体内部的不平衡状态，这种不平衡状态反映到人的大脑中，就使人产生对所缺少东西的欲望和要求，这种欲望和要求就是人的需要。所以，需要是个体内部的一种不平衡状态，表现为机体对内外环境条件的欲求。

从需要产生的角度可以把需要分为自然需要和社会需要。自然需要由生理的不平衡引起，它与个体的生存和种族的延续有密切的关系，如饮食、休息、求偶等。社会需要是反映社会要求而产生的需要，如求知、交往等。社会需要对维系人类社会生活、推动社会进步有重要作用，它是人所特有的，通过学习得来。

就满足需要的对象而言，可把需要分为物质需要和精神需要。物质需要是对社会物质产品的需要，并以占有这些产品而获得满足，如对食物的需要，对工作和生活条件的需要等；精神需要是对各种社会精神产品的需要，如对文化科学知识的需要，对美的欣赏的需要等。物质需要和精神需要之间有着密切的关系，对物质产品的要求不仅要满足人的生理需要，而且还要满足人的审美需要。吃东西是为了填饱肚子，但选择食物的时候还会注重食物的色香味与营养等。

（二）动机

动机是在需要的基础上产生的。当人的某种需要没有得到满足时，人会被推动去寻找满足需要的对象，从而产生活动的动机。例如，饿时寻找食物并奔向有食物的场所；渴时寻找水源等。这时，需要就成为人活动的动机。

动机包含不同种类，如生理性动机和社会性动机，有意识动机和无意识动机，内在动机和外在动机，等等。不论以哪种方式分类，两类动机都是密切联系相互作用的，在推动个体的行为活动中都发挥作用。

由个体生理需要产生的动机称为生理性动机，如吃饭、穿衣、休息、性欲等的动机。以人类的社会文化需要为基础而产生的动机属于社会性动机，如交往的需要引起交往动机、成就的需要产生成就动机、权力的需要产生权力动机等。兴趣、爱好等都是人的社会性动机。

能意识到自己活动目的的动机称为有意识动机；动机产生时，没有意识到或没有清楚地意识到的动机称为无意识动机。无意识动机在自我意识没有发展起来的婴幼儿身上存在着，在成人身上也存在着，例如定势。

由个体内在需要引起的动机称为内在动机，在外部环境影响下产生的动机称为外在动机。例如，由于认识到学习的重要意义而努力学习的动机属于内在动机；为获得奖励而学习的动机属于外在动机。

（三）需要层次理论

美国心理学家马斯洛曾提出需要层次理论（图2-1）。他认为可把人的需要分为五个层次：生理的需要、安全的需要、归属和爱的需要、尊重的需要和自我实现的需要。需要的这五个层次，是由低到高逐级形成并逐级得以满足的。

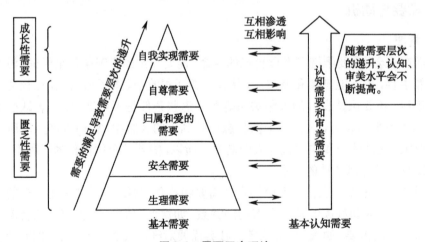

图2-1 需要层次理论

生理的需要即人对食物、空气、水、性和休息的需要，是维持个体生存和种系发展的需要，在一切需要中它是最优先、最有力量的。

安全的需要是人对生命、财产等的安全、秩序、稳定及免除恐惧和焦虑的需要，它是在生理需要满足的基础上产生的。这种需要得不到满足，人就会没有安全感。

归属和爱的需要是在生理和安全需要满足的基础上产生的，是人要求与他人建立情感联系，如结交朋友、追求爱情的需要，隶属于某群体并在群体中享有地位的需要。

尊重的需要包括自尊和希望受到别人的尊重。自尊需要的满足会使人相信自己的力量和价值，使其在生活中变得更有能力、富有创造性；缺乏自尊会使人感到自卑，没有足够的信心去处理面临的问题。

自我实现的需要是指人希望最大限度发挥自己的潜能，不断完善自己，完成与自己能力相称的一切事情，实现自己理想的需要，也是人类最高层次的需要。

马斯洛认为，这五种需要都是人最基本的需要，这些需要是与生俱来的，它们构成了不同的等级或水平，并成为激励和指引个体行为的力量。

八、情感和意志

（一）情绪和情感

为区别于认知过程，人们把对客观事物态度的体验称为感情。但是，感情这一概念比较笼统，它难以表达这一心理现象的全部特征。为了区别出感情发生的过程和在这一过程中产生的体验，人们采用了情绪和情感两个概念。

情绪指的是感情的过程，也就是脑的活动过程。从这一点来说，情绪这一概念既可以用于人类，也可用于动物。情感则常被用来描述具有深刻而稳定的社会意义的感情，如对祖国的热爱，对敌人的仇恨；对美的欣赏，对丑的厌恶等。所以，情感代表的是感情的内容，即感情的体验和感受。情感通过情绪来表现，离开情绪，情感也就无法表达了。和情绪相比，情感具有稳定性、深刻性和持久性。

情绪变化的外部表现模式是表情。表情包括面部表情、身段表情和言语表情。面部表情是面部肌肉活动所组成的不同模式，它能比较精细地表现出人的不同情绪和情感，是鉴别人的情绪和情感的主要标志。例如，高兴的时候人的眼是眯着的，嘴角是往上提的；伤心的时候眉头是皱着的，嘴角是向下的；害怕的时候眼是瞪着的，嘴是张开的。身段表情是指情绪发生时身体动作上的变化，包括手势和身体姿势，例如，人在痛苦时捶胸顿足，愤怒时摩拳擦掌等。言语表情是情绪和情感在说话的音调、速度、节奏等方面的表现。例如，高兴的时候说话音调高，说话的速度快；悲伤的时候说话音调低，速度慢，句子之间停顿的时间长等。

表情既有先天的、不学而会的性质，又有后天模仿可学习获得的性质。因此，人类表达情绪的主要方式是一样的，笑都表示快乐，哭都表示悲伤，这不是规定的行为规范，而是全人类不学而会的。但是，受不同文化背景的影响，人们表达情绪的方式带有不同的色彩，例如西方民族和东方民族在表达欢迎的方式上就有明显的区别。所以表情又具有后天学习模仿，受社会制约的特性。

情绪和情感会引起一定的生理变化，包括心率、血压、呼吸的变化，称为生理唤醒。如愉快时面部微血管舒张，脸变红了；害怕时微血管收缩，血压升高、心跳加快、呼吸减慢，脸变白了。这些变化是通过内分泌腺的作用实现的，认知活动则不伴有这种生理上的变化。

情绪会影响个体的进食量、对食物品种的选择、进食的动机等，甚至还有研究发现情绪能影响到个体进食时咀嚼食物的频率和速度，以及代谢和消化等方面。一项关于情绪对饮食行为影响的调查研究显示，大多数人会因为焦虑而出现饮食行为的改变，但是这种情绪所导致的饮食行为改变却呈现出不一致性，30% 的人饮食行为增加，48% 的人食欲降低或饮食行为减少，剩余 22% 的人没有明显的改变。

（二）意志

意志是指人们有意识地确立目标,调节和支配行动,并通过克服困难和挫折,实现预定目标的心理过程。受意志支配的行动叫意志行动。所以,意志行动是有意识、有目的的行动,且行动的目的要通过克服困难和挫折才能达到。有些行动是习惯性的、无意识的,这样的行动不是意志行动。例如,新生儿的觅食反射,当家长把手指或者乳头伸到宝宝嘴唇周边的时候,宝宝的头会立即转过来,这种行为是无意识的,不属于意志行动。有些行动虽然有意识、有目的,但可以自然而然地完成,没有困难需要克服,比如饿了之后吃一顿饭,这些行动也体现不出人的意志,所以也不算意志行动。只有有目的的,通过克服困难和挫折实现的,即受意志支配的行动才是意志行动。

九、人格

人格是各种心理特性的总和,也是各种心理特性的一个相对稳定的组织结构。在不同的时间和地点,人格都影响着一个人的思想、情感和行为,使人具有区别于他人的、独特的心理品质。

每一个人都有不同的遗传素质,又在不同的环境条件下发育成长,因而每个人都有自己独特的心理特点。没有哪两个人的人格是完全相同的,这就构成了人格的独特性。

人格是由多种成分构成的一个有机整体,具有内在一致性,受自我意识的调控,包含在人格中的各种心理特征彼此交织,相互影响,构成了一个有机的整体。人格虽然不能直接观察到,但却表现在行为中,让人的各种行为所表现出来的特征是一个整体,体现其独特的精神风貌。

人格对人的行为影响是连贯的,不受时间和地点限制,这就是人格的稳定性。那些在行为中偶然表现出来的,属于一时性的心理特性不能称其为人格特征。例如,性格内向的人因为喝了些酒比较兴奋,一时话多了点,并不表明这个人具有活泼好动的性格特点。

十、学习

学习是个体在一定情景下由于经验而产生的行为或行为潜能的比较持久的变化。可以从以下几个方面对学习的概念进行理解。

首先,学习是以行为或行为潜能的改变为标志的。经过学习,个体将出现某些可观察的行为变化,可以完成一些以前无法完成的事情。例如,幼儿看到大人使用勺子吃饭觉得很有意思,自己也尝试着用勺子吃饭,经过一段时间的练习后,能够很好地掌握这一技能,出现了从不会使用勺子到会使用勺子的行为变化,这就是学习。

其次,学习引起的行为变化是相对持久的。无论是外显的行为变化还是行为潜能的变化,只有行为改变的持续时间较长,才可以称为学习。例如,焦虑会导致有些人出现饮食行为上的一些变化,但这种变化是暂时的,一旦焦虑情绪得到了缓解,饮食行为即可恢复正常,这种暂时的行为改变和学习是有区别的。

最后,学习是由练习或经验引起的。经验有两个涵义,既可以指个体通过活动直接作用于客观现实的过程,也可以指在这一过程中所得到的结果,如个体学会的知识、技能和形成的人生观等。学习是在个体与环境的交互作用过程中产生的。个体必须通过练习或经验才能使行为发生改变。有些行为的改变需要较长的时间、需要系统而反复的练习或经验,如学习做一道工序复杂的菜；有些学习事先难以预料，也不需要多次重复，例如，吃过一次辣椒的幼儿被辣哭后，以后再看到有辣椒的菜肴或者听到成人说某道菜里有辣椒就主动回避选择不吃，仅仅一次经历就可以使幼儿学习并记住辣椒的味道。

第二节　发展心理学

发展心理学是心理学的一个分支，研究个体从受精卵开始到出生、成熟至衰老的生命过程中，心理发生发展的特点和规律，即研究个体一生心理发展的特点和规律。发展心理学的研究主要包括两个问题：有关心理发展原理或规律的理论，个体发展各年龄阶段的心理特征。

一、婴儿期的心理发展

婴儿期是指个体从出生到 3 岁的时期（0～3 岁）。婴儿期的生理和心理发育都是最为迅速的。

（一）婴儿的生理发展

出生时，足月男婴体重为 3.3～3.4kg，足月女婴体重为 3.2～3.3kg。正常喂养情况下，5 个月时婴儿体重翻一倍，12 个月时增加两倍，30 个月时达到出生时体重的四倍。出生时，足月新生儿体长约 50cm，第一年内增长 25cm，第二年内增长 10cm 左右。婴儿的大脑从胚胎时期开始发育，出生时重达 350～400g，是成人脑重的 1/4；出生后的第一年，脑重增长最快，6 个月时达到 700～800g，约是成人脑重的 1/4；12 个月时重达 800～900g；24 个月时增加至 1 050～1 150g，约是成人脑重的 3/4；36 个月时脑重已接近成人的脑重范围，此后发育速度变慢，15 岁时才能完全达到成人水平。

研究证实，早期教育和膳食营养与脑发育紧密相关，早期营养不良会对婴儿大脑的生长产生重要影响，影响免疫系统的完善，使脑细胞发育不正常。根据大脑早期发育特点，在脑细胞增殖高峰期加强早期教育与保健，关注饮食结构，充分认识到膳食与婴幼儿生理和心理发育的关系，才能真正为婴幼儿的健康发育创造有利条件。

婴儿动作的发展具有重要的意义，个体心理的起源与动作密切相关，感知的源泉和思维的基础是动作。个体的心理发展是由外逐步内化的，动作在心理的内化过程中起着关键性的作用。首先，动作对大脑的发育具有促进作用，使个体对外部世界的各种刺激及变化更加警觉，并使感知觉精确化，使得婴儿的认知结构不断改组和重建。其次，动作促进社会交往能力的发展。动作改变个体与外界环境的互动模式，使个体从被动接受环境信息变为主动获取各种经验，不但促进了个体自主性的发展，同时也影响个体的社会交往特点，进而对个体的情绪、社会知觉、自我意识等产生重要影响。

婴儿动作的发展顺序主要遵循三个原则：①由上到下的原则，依次发展与头部有关的动作、躯干动作、脚的动作；②由中心到四周的原则，先发展头部和躯干的动作，然后是双臂和腿的动作，最后是手的精细动作；③由简单无意识动作到复杂有意识动作的原则，婴儿一开始的动作主要是简单的无意识动作，之后逐渐发展出有意识参与的精细和复杂动作。

新生儿的动作多为非条件反射，如眨眼反射、吮吸反射、游泳反射等。吮吸反射是指当用乳头或手指触碰新生儿的口唇时,新生儿会相应出现口唇及舌的吸吮蠕动。这是新生儿最初的饮食行为。吸吮反射在出生后3～4个月自行消失,逐渐被主动的进食动作所代替。在这个过程中,自主进食行为逐步得到锻炼,到2岁左右儿童可以独立进食。

（二）婴儿的认知发展

感知觉是个体认知发展中最早发生、最先成熟、发展速度最快的心理过程,在婴儿认知活动中一直占主导地位。

1. 感知觉　视觉在胎儿中晚期开始发展,新生儿已具备一定的视觉能力,6个月时具备立体觉。听觉方面,新生儿偏爱母亲的声音,能区别不同的音高,具备听觉定位能力,表现出视-听协调活动能力。味觉感受器在胚胎3个月时开始发育,4个月的胎儿能感受到足够的味觉刺激,新生儿的味觉已发育完好。味觉在婴儿期最为发达,之后会逐渐衰退。婴儿出生一周即能辨别不同气味,并对母亲的气味表示出偏爱。婴儿刚一出生就有温觉反应,调节体温能力是新生儿适应环境的一个关键。婴儿早期就有痛觉反应,但比较微弱和迟钝,2个月时,能对细而尖的刺激产生反应。

视觉悬崖研究发现,大约从6个月开始,婴儿就具有深度知觉。婴儿期是个体感知觉发展的最重要时期,也是感知觉发展最迅速的时期,更是对儿童感知能力发展干预和训练的最宝贵时期。感觉统合能力在这一时期的发展水平会对儿童未来的学习、行为以及情绪产生重要影响。喂养方式、幼儿体重等是影响感知觉发展的重要因素。母乳喂养能够有效地培养母婴之间的感情,为儿童感觉统合能力的发展提供良好开端,促进儿童心理健康发展,而体重较重、行动力受限、疾病会对儿童感觉统合能力的发展造成负面影响。

2. 注意　婴儿注意最早表现为先天的定向反射,实际上就是不随意注意的初始状态,随后发展为随意注意。此外,婴儿的共同注意随年龄增长逐步提高,在9个月左右有了显著地变化,但在1岁以前,婴儿共同注意能力的发展水平较低。1岁以后,语言的产生与发展使婴儿的注意活动进入了更高层次,此时婴儿注意活动的一个明显特点是,当听到成人说出某个物品的名称时,会注意相应的那个物品,物品的第二信号系统特征开始制约和影响婴儿的注意活动。

3. 记忆与学习　记忆发生的时间是胎儿末期。按记忆内容,可分为情绪记忆、动作记忆、表象记忆和词语记忆。1岁之前婴儿的记忆主要是情绪记忆和动作记忆,1岁之后婴儿的记忆主要是表象记忆和词语记忆。6～12个月期间出现认生和大量模仿动作,12个月以后,延迟模仿出现,标志着婴儿表象记忆和再现能力的初步成熟。

婴儿生来就具有学习能力,主要为条件反射式学习和模仿学习。婴儿出生后数天就能建立起条件反射,最早的条件反射是新生儿对母亲抱起喂奶的姿势做出的食物性条件反射,将喂奶姿势变成乳汁即将到口的信号。在学习的过程中,婴儿注重并偏好对新事物的学习。

4. 思维　婴儿具有整合信息并分类编码的加工能力,9～12个月的婴儿能将食品、动物、交通工具等分别归类。8～11个月婴儿的问题解决过程经历三个水平:无效尝试、有效尝试和无需尝试而直接成功,婴儿解决同一问题的方法策略会随月龄增长而发展。

（三）婴儿的言语发展

婴儿的发音经历三个阶段:简单发音（0～4个月）,连续音节（4～9个月）,学话萌芽（9～12个月）。婴儿真正掌握母语的各种发音,要到第一批词出现时才能开始,3岁左右的婴儿基本上能掌握母语的全部发音。

婴儿在 1～1.5 岁掌握第一批词汇，数量约 50～60 个左右；3 岁时词汇量能达到 1 000 个左右。婴儿掌握词汇从熟悉的事物名称开始，所涉及的词汇范围有人、食物、玩具、动物、交通工具等；婴儿理解的词义与成人不尽相同，或扩大词义，或缩小词义，或部分与成人的理解重叠。

婴儿的句子发展会经历从单词句到多词句的过程和从简单句到复杂句的过程。1.5 岁前后，婴儿能把单个的词组织起来组合成双词句和多词句；2 岁左右，婴儿开始说出复合句。

1.5～2.5 岁期间是婴儿掌握母语基本语法的关键期，到 3 岁末基本掌握母语的语法规则系统。

二、幼儿期的心理发展

幼儿期是指 3 岁至 6 岁的时期，相当于幼儿园教育阶段。幼儿心理的发展为进入小学学习准备了必要的条件。

（一）幼儿的游戏

游戏是幼儿期儿童的主导活动，对幼儿心理发展的作用具有不可替代的重要意义，是幼儿获得快乐的重要来源，能促进儿童认知发展和社会性发展，是幼儿之间社会交往的最好园地，也是幼儿实现自我价值的最佳载体。

认知发展理论以游戏体现认知发展水平为依据把游戏分为三个发展阶段。

（1）机能游戏：主要是重复简单的动作和活动，内容是基本生活的反映。婴儿期的亲子游戏和模仿性游戏以此为主。

（2）象征游戏：以儿童的经验为基础，通过想象建构虚假情境的创造性活动，又称假装游戏。幼儿期的游戏以象征游戏为主。

（3）规则游戏：突出特点是游戏规则外显，游戏角色内隐。童年期及以后的游戏以此为主。

根据儿童在游戏中社会参与水平的不同，又可将游戏分为以下三个阶段。

（1）非社会性游戏：主要指独自游戏和旁观游戏。

（2）平行游戏：指儿童具有参与其他儿童游戏的意向，凑近他人游戏的场所，并进行雷同的游戏活动，但没有互动也不试图影响他人。

（3）社会性游戏：指游戏活动具有社会交往性质，又可分为如下两种：其一，协同游戏，其特点是儿童各自游戏，游戏过程中有言语沟通、情节交流等互动关系，但没有共同目的，也没有角色分工；其二，合作游戏，是儿童的组群游戏活动，具有共同目的、明确分工和彼此协调合作。

（二）幼儿的认知发展

幼儿的记忆能力有显著提高，这个时期的记忆具有如下特点：①无意识记忆为主，有意识记忆发展较迅速；②形象记忆为主，词语记忆逐渐发展；③机械记忆和意义记忆同时发展并相互作用。

幼儿的思维有两大特点。首先，幼儿的思维需要借助具体事物，以具体形象思维为主。皮亚杰的"三山实验"揭示，幼儿在进行判断时是以自我为中心的，不能从他人的立场出发考虑对方的观点，而是以自己的感受和想法取代他人的感受和想法，这被称为自我中心现象。其次，逻辑思维初步发展，提问题类型从"是什么"转向"为什么"。

幼儿富有想象,其想象又具有不同于其他年龄阶段的独特性:①无意想象经常出现,有意想象日益丰富;②再造想象占主要地位,创造想象开始发展。随着知识经验的积累、观察能力的提高和表象的丰富,幼儿的想象活动发展出创造性成分。

(三)幼儿的言语发展

言语发展几乎影响儿童发展的所有方面,对儿童心理发展具有极为重要的作用,是幼儿期心理发展的助推器。

幼儿词汇快速增长丰富,词汇数量增加,词类范围扩大,词义深化。句子的发展则主要在句法上,重点在于句法规则的习得,包括句子的理解和句法结构的掌握。此外,幼儿期是口语表达能力发展的关键期。随着年龄的增长,幼儿的表述逐渐从对话向独自叙述自己的体验、经验和意愿发展,也能够从缺乏连续性、无逻辑性、结合情境才能理解的言语发展为能独立、完整地表述自己的思想和感受,具有一定逻辑性的言语。

(四)幼儿个性和社会性发展

个性的初步形成是从幼儿期开始的,表现为如下四个方面:①显示出较明显的气质特点;②表现出一定的兴趣爱好差异;③表现出一定的能力差异;④最初性格特点的表现。

幼儿的自我情绪体验由与生理需要相联系的情绪体验(愉快、愤怒)向社会性情感体验(自尊、羞愧)发展。自尊是最值得重视的幼儿情绪体验,自尊需要得到满足,会使儿童感到自信,体验到自我价值,从而产生积极的自我肯定。

儿童对成人个性品质的效仿称为"认同"。认同所产生的效仿与简单的行为模仿不同,认同带给儿童归属感和成就感,使儿童获得榜样的力量和发展的动力,对儿童的性别意识和道德意识的发展具有重要影响。幼儿认同的对象通常是具有较高地位、权威性,有较强的能力,聪明、健壮或漂亮的人,一般包括父母、教师、自己喜欢的叔叔阿姨、与自己年龄差别较大的哥哥姐姐等。

第一逆反期的表现是幼儿要求行为活动自主和实现自我意志,反抗父母控制,这是发展中的正常现象,其发生年龄主要是3~4岁,因个体发展的需要会有所提前或延后。反抗的对象主要是父母,其次是其他养育者。处于第一逆反期的儿童更易出现厌食、挑食及偏食等不健康饮食行为。有研究表明,母亲受教育程度越高,可以为儿童提供的饮食选择就越丰富多样,这是儿童出现不健康饮食行为的主要诱因之一。因此,在面对儿童的要求时,要理性辨别,适宜满足。

虽然儿童在2岁左右就可以自主进食,但这种能力在整个幼儿期仍然处于不断发展中,因为自主进食涉及手部的精细动作,相对于大肌肉的发展来说,小肌肉的发展要晚一些。筷子、勺子等餐具的使用必须依靠小肌肉的力量,和大小肌肉的协调。因此,在小肌肉不断发展的阶段,幼儿使用餐具必然会存在一些不足,餐具的使用并不能很快熟练。当幼儿动作还不是非常协调,餐具的使用还不是非常灵活时,幼儿在进餐过程中往往会用手帮助自己进餐。因此,幼儿进餐时徒手操作是情理之中的事,只要幼儿在进餐前将手洗干净,确保卫生,直接用手进餐也是可以的。从另一方面来看,幼儿的天性就是活泼好动、有好奇心、好探索,面对各种各样的食物,即使知道进餐规则,幼儿还是免不了要用手去摸一摸、捏一捏,这是幼儿感知食物、认识食物的一个过程,这种学习、探索的愿望对于幼儿来说是非常可贵的。

三、童年期的心理发展

童年期的年龄范围在 6 岁至 12 岁，属于小学阶段，这是为一生的学习活动奠定基础知识和学习能力的时期。

（一）童年期的学习

学习是小学儿童的主导活动。在教师指导下，有目的且系统地掌握知识、技能和行为规范。儿童在这种特殊的学习过程中习得知识、技能，掌握社会责任感和义务感，这个过程也是儿童学习逐渐从习得直接经验转向掌握间接经验为主的过程。在此期间，儿童需要为达到一定的学习目标而学会学习的规则、方法和技巧。

小学生在学习的过程中掌握知识、技能和社会行为规范，在丰富自己、认知世界的过程中，将所学不断内化于己，不断地引起其智力、个性、社会性诸方面结构的变革，以促进心理积极发展。

（二）童年期的认知发展

在童年期，儿童的记忆发展对他们的学习和心理发展具有非常重要的意义。长时记忆效果和保持时间长短，在很大程度上取决于记忆的策略。学龄儿童的主要记忆策略有：复述策略、组织策略、系统化策略、巧妙加工，等等。

童年期逻辑思维迅速发展，在发展过程中完成从具体形象思维向抽象逻辑思维的过渡。这种过渡的转折年龄在 9～10 岁。这个时期的认知结构与幼儿期相比发生了质的变化，形成了新的思维结构，其主要特点之一是掌握守恒。儿童的认知能力不再因为事物的非本质特征（如形状、方向、位置等）改变而改变，能够达到透过现象看清本质，并能把握本质的不变性。此外，幼儿认知具有自我中心特点，童年期处于脱离自我中心阶段，表现出脱离自我中心的变化过程。

（三）童年期个性和社会性发展

1. 自我意识　自我意识是儿童在与环境相互交往的过程中形成的，教育和调节儿童与环境的关系对儿童自我意识的发展起着重要作用。童年期的自我评价具有如下特点：①自我评价包括多个方面，如身体外表、行为表现、学业成绩、运动能力、社会接纳程度等；②社会支持因素对儿童自我评价起重要作用，其中父母和同学的作用最重要；③对自我价值的评价与情感密切联系，喜欢自己的儿童，情绪最快乐，对自己评价不良的儿童，经常产生悲哀、沮丧等消极情绪。

膳食营养在儿童的成长和性格形成过程中扮演着至关重要的角色。摄入富含维生素和矿物质的食物有助于消除心理紧张，平衡压力；多吃蔬菜水果有助于安定情绪；低脂牛奶、鸡肉等富含的维生素 B_{12} 能够使儿童产生良好的情绪；糖分摄入过量会使儿童更易出现以自我为中心、任性或动怒等行为。由此可见，养育者可以将儿童生理和心理的发展规律相结合，科学调整儿童的日常饮食，为儿童养成良好的性格及情绪状态保驾护航。

童年期的儿童自我意识发展进入新阶段，对自身的认知相比幼儿期更深入，对于自己的饮食喜好也能表达得更清晰。

2. 同伴交往　童年期的社会交往主要是指儿童与同龄伙伴的交往。同伴交往是童年期集体归宿感的心理需求，在与同伴交往的过程中也能促进儿童的社会认知和社会交往技能发展，有利于他们自我意识的发展，增进良好个性品质和社会责任感。

友谊是建立在相互依恋基础上的个体间持久的亲密关系,是同伴关系的高级形式。儿童对友谊的认识经历如下四个发展阶段。

(1)第一阶段(约3～5岁):短期游戏伙伴关系,尚未形成友谊的概念,认为和自己一起玩的就是好朋友。

(2)第二阶段(约6～9岁):单向帮助关系,朋友的活动行为与自己一致或对自己有帮助,否则就不是朋友。

(3)第三阶段(约9～12岁):双向帮助关系,但有功利性,被称为"顺利时的合作",但不能"共患难"。

(4)第四阶段(约12岁以后):亲密且相对持久的共享关系,相互信任和忠诚,相互分享和帮助,兴趣一致并相互倾听,共同解决所遇到的问题和困难,同时还表现出一定的独立性和排他性。

3.家庭人际关系 儿童入学后,父母与儿童的交往关系就会发生变化,主要表现在:①直接交往时间明显减少;②父母教养关注重点发生转移,父母对幼儿教育关注的重点是游戏、生活自理能力、情绪和兴趣,而对小学阶段儿童教育关注的重点改变为学习、同伴关系、情绪和兴趣;③父母对儿童控制和儿童自主管理的消长变化,主要经历三个阶段,父母控制阶段(6岁前,各种事情的主要决定权在父母),共同控制阶段(6～12岁,在许多事情上,儿童具有一定的选择权和决定权),儿童控制阶段(12岁以后,儿童具有相当的判断能力,能够自己做出选择和决定)。

这个时期亲子关系的特点主要表现为父母与儿童对儿童行为的共同调节,即从幼儿期父母对其行为的单方面控制和调节为主,逐渐转变为由父母和儿童一起做决定。这是一种父母监督教育的过渡形式,其意在于家长允许孩子做出行动的决定,但同时监督并指导孩子做出决定。对儿童行为的共同调节意义在于亲子关系由单向权威服从关系逐渐转变为平等的、相互尊重的合作关系;儿童获得了一定的自主性和权利,也承担一定的责任;这种双向交互作用处理得好,可以帮助孩子发展独立性,处理得不好,会使孩子陷入家庭人际关系发展的困境,也会在青春发育期带来更多的矛盾。

虽然童年期儿童与同伴相处时间增多,会跟同伴一起讨论自己喜欢的食物,但主要的就餐仍在家庭中。家庭成员(如父母)的年龄、受教育程度、食物喜好,饮食行为、喂养情绪,关于食物的约束、奖励、惩罚规定,以及家庭收入、在外就餐的频率、健康相关的知识态度行为等构成了家庭食物环境,会在诸多方面对儿童及其他家庭成员的食物喜好和饮食行为产生不同程度的影响。父母对饮食缺乏重视,很容易导致童年期儿童养成不健康的饮食习惯。有研究发现,父母文化程度越高、父母有吃早餐的习惯、有可获得的美味可口的早餐,且父母明白吃早餐的好处,则子女的早餐习惯越好,每天吃早餐的比例越高。父母对子女饮食行为的干预也会影响童年期儿童加餐时的食物选择,导致某类或某种零食消费的下降。父母对学龄儿童的饮食缺乏监督和指导时,学龄儿童吃零食或形成不健康饮食习惯的概率就会更大。

四、青春期的心理发展

青春期的年龄范围在12岁至18岁,这个时期是个体生理迅速发育直至达到成熟的一段时期。该阶段儿童的生理、心理和社会性发展方面都出现显著变化,其主要特点是身心发展迅速且不平衡，是经历复杂发展又充满矛盾的时期，因此也被称为困难期或危机期。

（一）青春期的生理发育

青春期的生理迅速变化是由激素分泌量的快速增加所决定的。这个时期的身体变化可区分为整个身体的加速成长和性成熟两个方面，两者之间相互联系，并受激素分泌的调节。

在青春期之前，儿童平均每年长高 3～5cm；在青春期，平均每年长高约 6～8cm，甚至达到 10～12cm。青春期体重年平均增长量达 4.5～5.5kg，但存在超重、肥胖率大幅上升等问题。数据显示，我国青少年肥胖增长趋势已经接近或者超过发达国家水平，其中，男生的肥胖率高于女生，城市青少年的肥胖率高于农村青少年的肥胖率。研究者认为，父母对饮食质量的理解与监督与青少年的饮食质量和成长发育显著相关，家庭成员可以从影响常见病和多发病发病的因素出发，强化对饮食健康的认识，从而对青少年的饮食模式进行干预。

进入青春期，生殖系统发育迅速，性腺的发育成熟使女性出现月经，男性发生遗精。女性月经初潮的年龄约在 10～16 岁，平均年龄为 13 岁左右，但一般 18 岁卵巢方发育达到成熟水平。男性性成熟晚于女性，首次遗精约出现在 12～18 岁之间，平均年龄约为 14～15岁，但约 4～5 年之后生殖系统才能真正发育成熟。与此同时，第二性征也迅速成熟。女性第二性征主要表现为乳房隆起、体毛出现、骨盆变宽和臀部变大等；男性第二性征主要表现为出现胡须、喉结突出和嗓音低沉。第二性征的出现，使少年男女在体征上的差异逐步凸显。生殖系统发育成熟标志着人体生理发育的完成。

青春期身体成长和性成熟的加速，使青少年对自己的生理状况不适应，甚至会对这种突然到来的急速发育产生陌生感与不平衡感，从而出现诸多心理生物性紊乱，如神经性厌食症、强迫性神经症、情绪紧张和焦虑。研究表明，营养健康意识与青少年的心理弹性和自我效能感密切相关。但随着年级的升高，学校和家长更加关注孩子的学业，忽视了孩子日常的饮食健康和生活习惯，青少年生活方式的健康程度随着年龄的增长呈下降趋势，心理弹性和自我效能感随着年级的增长也呈下降趋势，这无疑会对面临更加复杂人际关系和心理困难的青少年造成负面影响，不利于青少年保持心理状态的稳定。未来学校和家庭还需要更加关注生活方式与青少年心理健康之间的关系，帮助孩子度过危机期。

（二）青春期的认知发展

青春期的短时记忆达到个体一生的最高峰，对各种不同材料（包括物理刺激、声音、数字与数学、语言等 8 项）的记忆成绩都随年龄的增长而发展，15、16 岁达到最高峰，到 17、18岁出现略有下降的现象。

按皮亚杰的认知发展理论，青春期处于形式运算阶段，形式运算阶段的思维属于形式逻辑思维。这一阶段思维的主要特点有两个：其一是思维形式摆脱了具体内容的束缚；其二是假设演绎推理能力的发展。青春期抽象逻辑思维虽然占有优势，但是其本身仍处于发展过程中。

（三）青春期的个性和社会性发展

儿童的发展历程，使他们从面向母亲到面向家庭、幼儿园和学校，不断地向外界环境展开。青春期"急风暴雨"式的变化，让青少年产生惶惑的感受，因此，自觉不自觉地将自己的思想从外向的客观世界抽回一部分来指向主观世界，使思想意识进入自我，从而导致自我意识发展的第二次飞跃。此阶段的自我意识发展具有如下特点：①强烈关注自己的外貌和风度；②十分重视自己的能力和学习成绩；③强烈关心自己的个性成长；④有很强的自尊心。

青春期的心身发展和所面临的发展中的矛盾,使青少年的情绪和心境都会出现不平衡乃至暂时性的紊乱,如烦恼、孤独和压抑等消极情绪体验。青春期早期,积极情绪状态较少,消极情绪较多;情绪的稳定性较差,起伏变化较多。到青春期后期,情绪稳定性增加,情绪起伏变化逐渐趋缓。个体在心情不佳或者心理压力过重的情况下,身体消耗的维生素C与平时相比会上升8倍以上,此时多补充一些富含维生素C的食物,有利于缓解不良情绪,帮助青少年做出更好的应对。

青少年的自我中心性表现与皮亚杰的原意不同,它是以人际关注和社会性关注为焦点,把自己作为人际和社会关注的中心,认为自己的关注就是他人的关注。青少年的自我中心性,可以用"独特自我"与"假想观众"两个概念来表征。

反抗心理是青少年普遍存在的一种心理特征,具有如下表现:①为独立自主意识受阻而抗争;②为自己社会地位平等的欲求不满而抗争;③与父母和老师在观念上存在碰撞。反抗的对象主要是父母,但也具有迁移性。当某人或某集团成员的言行引发其反感时,便会排斥或否定该人或该集团的作为,有时因情绪左右,会对是和非一起排斥。反抗的形式可归纳为如下两个方面:外显行为上的激烈抵抗和隐藏于内心的冷漠相对。

青少年的自我意识发展迅速,朋友在其生活中的重要性逐渐增大,对其饮食行为的影响也相对小学阶段有了质的飞跃。相关研究发现,仅仅是感知到同伴的饮食行为,即青少年认为同伴在节食或贪食,也会大大提高自身节食或贪食行为的发生率。与此同时,同伴的谈论行为,诸如瘦身策略、取笑身材的谈论、肥胖谈论等,同样会潜移默化地影响个体的饮食行为。

身体意象是指个体形成的对自己身体的心理图画,包括对身体生理、心理功能的认知、态度(如情感、评价)以及对行为的影响。青少年阶段对自身身体意象的关注度较高,也容易受周围同伴的影响,身体意象失调的情况时有出现。身体意向失调是个体对身体的消极认知、消极情感体验和相应的行为调控。这种情况下,饮食行为失调非常常见。

五、青年期的心理发展

青年期的年龄范围约在18岁到35岁,青年期是人生的黄金时期。进入青年期,人的生理发展趋于平缓并走向成熟,思维逐渐达到成熟水平,独立自主性日益增强,个性趋于定型,社会适应能力、价值观和道德观形成并成熟。

(一)青年期的一般特征

生理上,青年期身体各系统的生理功能达到最佳状态,疾病发生率最低,进入身体健康的顶峰时期。有研究指出,植物甾醇是重要的生物活性成分,可以预防心血管疾病及血脂异常和肿瘤等疾病,青年人有必要在日常饮食中加入富含植物甾醇的食物,如:蓝莓、葡萄、新鲜番茄、马铃薯等,达到膳食中植物甾醇的最佳水平,为身体健康保驾护航。

心理上,青年期的认知能力、情感和人格的发展都日趋完善,开始形成稳定的人生观和价值观。法律上,我国法定成年年龄是18周岁,年满18岁后,个体开始享有各种社会权利,履行社会义务。参加工作以后,个体活动范围扩大到社会的各个方面,生活内容也不仅仅是学习,还要从事工作和各种社会交往,所以他们的生活空间日益扩展。进入青年期后,随着性意识的迅速发展以及生理和心理的成熟,青年人开始产生恋爱情感和结婚愿望,并走向婚姻现实。

（二）青年期的思维发展

进入青年期后，个体思维中纯逻辑成分逐渐减少，辩证成分逐渐增多。究其原因，是由于个体逐渐意识到对同一个问题可以有多种观点和多种解决方法。青年期思维的发展促使其对思维活动的依赖性迅速减弱，独立性和批判性快速提高。这使青年期的人们能够在掌握形式逻辑所抽象的事物的本质和规律性的基础上，整合各种规律，用以认识和理解各种科学问题和社会问题。

（三）青年期的个性和社会性发展

青年期的自我意识具有如下特点：①抽象性日益增强；②更具组织性和整合性；③结构更加分化。他们主要通过自我探索，他人对自己的评价，以及对同龄人的认同等途径来丰富和发展对自我的认知。

自我同一性是关于个体是谁、个体的价值和个体的理想是什么的一种稳定的意识。每个人在青年时期都在探索并尝试去建立稳定的自我同一性，即自我认同感。美国心理学家艾里克森提出，自我同一性的确立和防止社会角色的混乱不仅是青年期的发展任务，也是个体一生的发展课题，青年期自我同一性的解决与前几个阶段任务完成的程度固然有密切关系，但是，青年期未能很好地解决这个矛盾并不意味着今后就无法解决了。已经建立的自我同一性，也不一定一劳永逸，它还会在今后遇到种种威胁和挑战。因此，自我同一性的形成和确立是动态的、毕生的发展任务。在确定自我同一性的过程中，青年的人生观和价值观也得以形成和稳定。

青年期个体各方面的发展趋于成熟，此时的饮食行为也趋于稳定。

六、中年期的心理发展变化

中年期一般指35～60岁这段时期。中年期是人生中相当长的一段岁月，人生的许多重要任务都是在这一时期完成的。个体经历中年期时无论在生理上还是心理上都将发生一系列的变化。个体将面临家庭、社会中的多重任务，担任多种角色，发展受到诸多因素的共同影响。

（一）中年期的生理变化

总体来说，中年期的生理功能相对比较稳定，属于生理上的成熟期。但与此同时，中年期也是青年期向老年期的过渡期，生理功能从旺盛逐渐走向退化的转变期。大约从40岁开始，视觉敏锐度开始下降，眼睛晶状体的形状发生改变，弹性下降。听力在中年期的敏锐度也开始逐渐下降，但下降程度没有视力明显。

更年期是整个中年期历程中变化比较明显的一个阶段，它是指个体由中年向老年过渡过程中生理变化和心理状态明显改变的时期，年龄在50岁左右，女性和男性都会经历，女性更年期的年龄早于男性。

女性更年期是指从妇女性腺功能开始衰退到完全消失的时期，也就是妇女绝经前后的一段时期。多数妇女的更年期发生在45～55岁，一般延续8～12年。其特征是：第二性征逐渐退化，生殖器官慢慢萎缩，与雌性激素代谢有关的组织渐渐退化；出现自主神经系统紊乱的一些症状，往往表现出多种多样的更年期症状。这些症状由生理内分泌改变因素引起，同时又受到心理和社会因素的影响。研究表明，将心理疗法与饮食疗法相结合，有利于缓解更年期的症状，例如：来自家庭成员的支持、安慰与理解，有助于更年期妇女维持自身的心理平衡；更年期妇女易出现发胖、骨质疏松等症状，可以在减少含糖类食物摄入的同时，补充一些安神、低盐的食物。经过生理和心理调适，如果能够达到身心平衡，更年期妇女便可顺利度过这必经的转折期。

男性更年期是性器官开始萎缩，性功能由旺盛到衰减的变化过程。主要特征是：性功能降低，精神状态和情绪时常变化。中医认为，更年期男性情志不畅最容易伤肝，肝郁脾虚，服用中药治疗的同时，可以配合酸枣仁泡水服用，加强体育锻炼，改善睡眠质量，增强体质。

（二）中年期的认知发展

中年期的思维发展达到了更加成熟的水平，表现为思维活动的现实性、灵活性和智慧性以及辩证逻辑思维的进一步发展。

成人智力有两种基本形式：晶态智力和液态智力，它们呈现出不同的发展趋势。详见图 2-2。

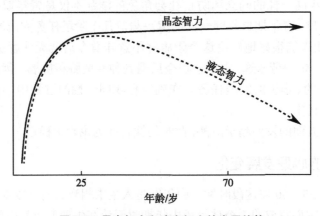

图 2-2　晶态智力和液态智力的发展趋势

液态智力是指加工处理信息和解决问题的能力，如知觉速度、机械记忆、识别图形关系等。晶态智力是通过掌握社会文化经验而获得的智力，如词汇概念、言语理解、常识等以记忆储存的信息为基础的智力。这两种智力的发展变化趋势表现为，在青年期，都随年龄的增长而提高；进入中年期后，液态智力开始下降，出现衰退的趋势，而晶态智力的发展一直保持相对稳定，随经验和知识的积累，在中老年期仍呈一定的上升趋势。

（三）中年期的个性和社会性发展

成年期的自我发展主要经历四个阶段：遵奉者水平、公平水平、自主水平、整合水平，每个阶段代表自我发展的一种水平。中年期只有少数人处于遵奉者水平，也只有少数人达到整合水平，大部分人的自我发展都处于公平水平和自主水平。

中年期的人格结构保持相对的稳定性，但由于生理功能的变化和人生阅历的增加，中年期的人格变得越发成熟，具体表现为：内省日趋明显，心理防御机制日趋成熟，为人处世日趋圆通。

七、老年期的心理发展变化

老年期是指 60 岁至衰亡的这段时期，按联合国的规定，60 岁或 65 岁为老年期的起点。

老年期总要涉及"老化"和"衰老"两个概念。老化指个体在成年期后的生命过程中所表现出来的一系列形态学以及生理、心理功能方面的退行性变化。衰老指老化过程的最后阶段或结果，如体能失调、记忆衰退、心智钝化等。

（一）老化的原因

研究个体心理老化主要是从两个方面进行：一是从个体出发，二是从个体与社会关系出发。以个体变化为重点的老化理论有遗传学说、行为老化学说等，强调个体与社会相互作用的老化学说主要有疏离学说和适应学说。

（二）老年期的认知变化

老年期感知觉发生显著的退行性变化。首先，老年期视觉减退，主要表现为视觉敏锐度下降、视野缩小、聚焦能力减弱、暗适应所需时间延长。其次，听觉减退，老年人中听觉缺陷者为数众多，随着年龄的增加，老年人听觉敏锐度逐渐丧失，对高音的听力减弱更明显。最后，味觉、嗅觉和触觉逐渐迟钝。总之，进入50岁以后，个体的各种感知觉都开始出现退行性变化，60岁以后，随着年龄的增长，感知觉衰退现象越来越明显。感知觉的退化，器官功能的衰退，如牙齿缺损、咀嚼和消化吸收能力下降，使老年人容易出现食欲下降和早饱现象，容易导致食物摄入量不足和营养缺乏，因此老年人膳食更应注意合理设计、精准营养。

老年期的记忆也出现减退现象，且具有一定的特点：60～70岁期间基本上维持在一个相对稳定的水平；70岁是记忆衰退的一个关键期，此后便进入更加明显的记忆衰退时期。

（三）老年期的人格特征

老年人的人格特征既有稳定的一面，又有变化的一面。国外研究者曾用纵向跟踪方法对老年人群进行长达10年的追踪，结果表明，老年人的人格表现出基本稳定的倾向。随着年龄的增长，由于老化和衰老，老年人的人格特征也会在诸多方面发生某些重要变化，出现诸如不安全感、孤独感、适应性差、拘泥刻板性并趋于保守、爱回忆往事等特点。体现在饮食行为上，多数老年人对食物的选择多以自己熟悉的为主，不太愿意尝试新的品种。

（四）老年生活的心理适应

适应是以自我调整来适应环境或情境的状况，老化是个体生命发展过程中必须面临的一个重要过程。注意以下六个方面，对于适应老年生活会有较大帮助：①对老年期退行性变化和对老年期生活的心理准备；②进行社会角色和活动的积极转换，寻求适合自己的活动内容并积极参与，从中获得新的满足感；③利用自身优势，有意识地、积极地选择并确立发挥智能和能力的生长点，尽最大努力体现生活价值；④维护夫妻关系，老年夫妻恩爱是老年精神愉快、生活幸福的最重要支柱，与老年人的精神愉快、健康长寿关系密切；⑤深化朋友之间的友谊关系，老年人的交流方式主要是通过探望和互通电话来谈吐心声，交流所感，从中得到精神安慰，体验亲情和友谊的满足感；⑥避免逃避式的适应方式。研究指出，饮食与营养状况与老年人的认知功能障碍关系密切。老年人可以通过调整饮食模式来降低阿尔茨海默病等认知功能障碍的患病风险，提升发生退行性变化的老年期生活质量，例如采用地中海饮食模式、DASH饮食模式、MIND饮食模式等方法，合理均衡饮食，适量补充维生素和矿物质，有效防范认知功能障碍，达到最佳的饮食干预效果。

总之，延缓老年人衰老的主要目的，就是要减少老年病的发生，提高健康寿命，减少带病寿命，提高老年人的生活质量。

第三节　社会心理学

社会心理学的研究范畴和社会生活密切联系，社会心理学研究个体在社会相互作用的情境中，如何表现出特殊的社会行为，如何表达内在的思想和情感，以及行为、思想和情感背后的原因。总之，社会心理学是致力于理解人在社会相互作用情境中的心理和行为及其本质和起因的一个科学领域。

一、社会化与自我概念

（一）社会化

社会化是个体由自然人成长发展为社会人的过程，是个体与他人交往，接受社会影响，学习掌握社会角色和行为规范，形成适应社会环境的人格、社会心理、行为方式和生活技能的过程。社会化涉及社会及个体两个方面。从社会视角看，社会化是社会对个体进行教化的过程；从个体视角看，社会化是个体与其他社会成员互动，成为合格社会成员的过程。社会化的基本内容包括如下四个：掌握生产和生活的基本知识与技能；遵守社会规范；树立生活目标，确立人生理想；找到合适自己身份地位的社会角色。

社会规范可以直接通过文化规则和实际行动来传达，也可以间接地通过环境线索（如饮食份量、种类规范）传达，促使饮食行为和食物选择转变。例如，当人群中素食主义者的数量增加，素食的环境氛围越来越浓厚时，会促使人们认可素食的益处，使更多人转向吃素。年轻人群更容易受到社会规范的影响，比如举办一场婚礼，就餐的座次、上餐的顺序、就餐过程中的规则等等，都须符合当下的社会规范。

食物的选择同样是社会经济地位的表现。社会经济地位高的女性由于接受了更多健康饮食相关的资讯，她们在选择食物时会更加注重自己的健康和体重，而社会经济地位低的女性则会按传统和熟悉的饮食习惯来选择食物。

与他人聚餐的社会化饮食在社会交往中也发挥了重要的作用。许多美味可口的食物可以在人体内转化 5- 羟色胺，又称血清素，激活大脑的情绪中枢，有助于减少急躁情绪，给人带来愉悦感和幸福感，在聚餐过程中人们彼此交流沟通、互动娱乐，拉近社会关系，增进人际交往。聚餐成为社会交往、联络感情的重要途径之一。

社会化的载体有多种，包括：①家庭，个体从出生起就在家庭中获得一定的地位，童年期是儿童社会化的关键；②学校，是有组织、有计划、有目的地促进学生社会化的正规场所；③大众传播媒介，书刊、电视、广播、网络等大众传播媒介能直接地传播社会观念和行为方式，对儿童社会化具有很强的培养作用；④参照群体，是能为个体的态度、行为与自我评价提供比较或参照标准的群体。

（二）社会角色

社会角色是个体与其社会地位、身份相一致的行为方式及相应的心理状态。饮食文化和饮食行为中有不同的社会规范，亦能体现出社会角色的不同。研究发现，低脂肪饮食与"健康""苗条"和"运动"相联系，这些人通常被认为具有"聪明""中产阶级""女性"的特征；相反，高脂肪饮食与"不健康""超重"和"不活跃"有关，这些人通常是"无知""工人阶级""吸烟"和"男性"。与此同时,低脂肪饮食的人被认为具有"严肃"和"敏感"的问题,而高脂肪饮食的人则被视为具备"喜欢社交"和"乐观的"的优点,食物选择具有一定的社会意义和价值。

(三)社会中的自我

自我是个体对自己存在状态的认知,包括对自己生理状态、心理状态、人际关系、社会角色的认知。对自我的认识可以帮助个体组织思想和行为。在饮食方面,自我与饮食的习惯、文化、规范、环境等息息相关。通过对青少年进行专业的饮食教育,提高他们在饮食知识方面的认知水平,增强自我效能感,有助于青少年进行规律的饮食选择和饮食作息习惯,控制体重,采取健康的饮食行为。

自我的形成与发展会经历生理自我、社会自我、心理自我三个阶段。生理自我是对自己身体的认知,始于8个月左右,3岁左右基本成熟。1岁之前的幼儿处于食物味道的探索感知时期;2岁左右的幼儿开始出现饮食偏好,已经知道自己喜欢吃的东西和别人不一样;2~3岁的幼儿已经能知道自己吃了多少食物,是否吃饱,不会暴饮暴食。社会自我是个体了解社会对自己的期待,3岁到13、14岁期间社会自我是自我的中心。这个阶段,在父母、家庭、社会设定的健康饮食规范下,儿童青少年会趋向于吃更健康的食物,了解更多健康饮食的知识,自我效能感增强。大约从青春发育期到青年期个体的心理自我逐渐成熟,逐渐脱离对成人的依赖,表现出主动和独立的特点。青春发育期以后,青少年和同龄人相处的时间越来越多,和父母就餐的次数越来越少,和同伴一起在外吃饭会影响他们对于食物的选择,青少年开始倾向于购买区别于传统饮食的食物。

个体对其社会角色进行自我评价的结果,就是自尊,是对自我价值的整体认识。自尊影响我们的认知过程,面对失败,高自尊的人会认为他人与自己一样失败,并夸大自己相对于他人的优越性,以维持自己的自我价值。自尊等与需求有关的特质和遵循社会饮食规范有关。研究发现,当个体自尊程度较低时,更难接纳自己,他们更有可能遵循就餐同伴设定的饮食标准,其食物摄入量和同伴趋于一致。

二、社会知觉与归因

(一)社会知觉

社会知觉包括个体对他人、群体以及对自己的知觉。对他人和群体的知觉是人际知觉,对自己的知觉是自我知觉。社会知觉是一种基本的社会心理活动,人的社会化过程和人的社会动机、态度、行为的发生都是以社会知觉为基础的。社会知觉会影响食物选择和饮食摄入。研究表明,在与陌生异性共同就餐时,人会产生社会期许,展现自己的性别气质,女性和男性都会减少他们的食物摄入量。当心仪的异性在场时,人们要比非心仪异性在场时的饮食摄入量少。在对食物健康的感知方面,遵循健康社会饮食规范的人会增强社会认同感,进而促进水果蔬菜的摄入量。还有研究表明,人在面对食物诱惑如巧克力的情况下,会受到前一个选择健康食物的人的影响暗示,产生应当健康饮食的认识,同样选择健康的食物,放弃不健康的食物。还有研究证明在没有其他人在场一起就餐的情况下,也会产生饮食"社会"促进的效应,例如受试者在镜子面前或者他们的静态照片面前也会觉得食物更美味,吃得更多。

(二)归因

归因是指个体根据有关信息、线索对自己和他人的行为原因进行推测与判断的过程,它是一种心理过程,也是人类的一种普遍需要,是关于行为原因与行为之间联系的看法和观念。例如，儿童吃火龙果后出现拉肚子的情形，便会进行这样的归因：吃火龙果会导致拉肚子，从此再不吃火龙果。

人们对行为的归因一般分为内因和外因两种。内归因是指将行为原因归于个人特征，如人格、品质、动机、态度、情绪、心境、努力程度等。外归因，也称情境归因，是指将行为原因归于外部条件，如背景、机遇、他人影响、任务难度等。内因稳定，外因易变。

三、社会动机与社交情绪

（一）社会动机

动机是引起、推动、维持与调节个体的行为，使之趋向一定目标的心理过程或内在动力。由人的自然属性、自然需要引起的动机称为自然动机；由人的社会属性、社会需要引起的动机称为社会动机。社会动机是人的社会行为的直接原因。

动机的引发与维持对提高活动效率有重要意义，但动机强度与活动效率之间的关系并不是线性关系，而是大致呈倒 U 型曲线关系。一般说来，中等强度的动机活动效率最高，动机强度过高或过低均可能导致活动效率下降。在比较简单的任务中，活动效率随动机的提高有上升，随着任务难度的增加最佳动机水平有逐渐下降的趋势。

（二）主要的社会动机

人的社会动机主要是社会学习的结果，个体的社会动机与其所处环境、社会文化等因素有密切关系。社会动机的种类很多，主要有亲和动机、成就动机、权力动机、侵犯动机及利他动机五类。

亲和是个体害怕孤独，希望与他人在一起，建立协作和友好联系的一种心理倾向。研究表明，人们会模仿就餐同伴，选择和他们一样的食物种类，食物摄入量也趋于一致，由此可以得到同伴的认同和接纳，留下良好的印象，促进人际交往。此外，具有较低同伴亲和度的个体会更加具有身材焦虑，因为他们相信苗条的身材可以增加他们与同龄人的亲和力。是否对自己的身体满意和年轻时的社会接纳程度有关，而与体脂率无关。

（三）社交情绪

社交情绪是人际交往中个体的一种主观体验，是个体社会需要是否获得满足的反映。人的社会需要获得满足，就会伴随积极的情绪体验，否则就会引起消极的情绪体验。常见的社交情绪包括社交焦虑、嫉妒、羞耻、内疚。以社交焦虑为例，社交焦虑通常始于儿童期或青春期，这个阶段孩子的自我意识发展迅速，对自身的形象非常在意，在人际交往过程中非常在意他人对自己外貌的看法，有极端的，甚至会采取节食来减肥，这种不健康的饮食行为通常会影响到青少年的身体健康。

四、态度形成与态度转变

态度是个体对特定对象的总体评价和稳定的行为倾向。研究表明，肥胖儿童相较于体重正常儿童更容易对自己的身体不满意。因为身材是儿童选择朋友考虑的主要特征之一，肥胖者更容易受到同龄人的嘲笑和歧视，肥胖儿童承受着更大的减肥压力，他们在心理上更容易受到同龄人态度的影响，也更不容易与异性同龄人相处。

态度是行为的重要决定因素，但个体具体采取什么样的行动，还受情境、认知因素，甚至是过去的经验与行为的影响。例如，一项墨西哥的研究调查了快餐店的食物价值、消费者积极的预期情绪、对品牌的态度以及对食物的态度对购买意向的影响。结果表明,食品价值和消费者积极的预期情绪能够影响消费者对品牌的态度,进而影响了消费者的购买意愿。并且,对品牌的态度是促使消费者产生购买意向最大的影响因素,而不是对食物的态度。此外,消费者积极的预期情绪影响也要比食品价值更强。

态度的形成会经历依从、认同、内化三个阶段。态度转变则是个体形成一定态度后,由于接受新的信息或意见而发生变化的过程。这种变化包括两个方面:一是方向改变,二是程度改变。方向和程度这两方面是互相联系的。方向的改变是以程度的改变为基础的,方向的改变中就包含了最大程度的改变;同时,程度的改变往往是方向改变的前提条件,程度的改变总是朝着某一方向改变。研究表明,父母的教养方式能影响进食障碍患者对进食行为的态度,而进食障碍患者对病情态度的积极转变可以改善进食障碍的症状。

热爱甜食是人类的天性,自从人类掌握制糖技术后,糖便成为食物中的重要调味剂与补充物。尤其是现代工业发展让糖产量激增后,食物含糖成为普遍现象。大家已经习惯糖的存在。从古至今,从资源短缺到物质极大丰富,糖在人们心目中的形象,从营养品到常见食品,再到现今的健康隐形危害品,可谓发生了巨大地转变。在这背后展现的是糖食用量的变化,近几年来,"减糖"成为了一种流行。人们对健康的重视,引发了食品饮料行业的一轮创新潮流,在各种层面的宣传和引导下,消费者对糖的印象已经趋于理性,绝大多数消费者普遍意识到糖对于健康的负面作用,例如肥胖、糖尿病、衰老、蛀牙等。正因为这些健康意识的觉醒,让消费者开始尝试摆脱对糖的依赖。

五、沟通与人际关系

营养咨询是营养咨询师为存在营养风险和健康需求的个体提供的个性化建议和指导,是营养咨询师与咨询对象之间双向互动的过程,通过评估营养状况和需求、确定营养干预目标、制订行动计划、评估效果等步骤,帮助咨询对象了解营养相关知识,促进膳食模式转变,改善营养和健康状况。在这个过程中,营养咨询师需要获得咨询对象的信任与认可,与之建立良好人际关系,如此才能方便进行后续的沟通。在这一部分,简单介绍沟通的结构、功能及原则。

(一)沟通的结构和功能

沟通过程由信息源、信息、通道、信息接收者、反馈、障碍与背景七个要素构成,其主要功能包括获取信息、思想交流与情感分享、满足需求、维持心理平衡、减少冲突、改善人际关系、协调群体内的行动、促进效率的提高与组织目标的实现。与家人就餐时,如果家庭成员之间沟通方式恰当,沟通效果良好,将有助于促进家庭成员的主观幸福感。对于青少年来说,家庭聚餐是青少年与父母沟通的重要场所,通过在餐桌上表达自己的见闻、想法、感受,可以让家长更多地了解自己的孩子,并相互提供支持,较长的家庭沟通时间、有效的家庭沟通方式有利于青少年的情绪健康,并且可以促进学生的学业成绩和社交能力。

(二)身体语言沟通

身体语言是非词性的身体符号,包括目光与面部表情,身体运动与触摸,姿势与妆饰,人际距离等。

人的情绪变化,会反应在瞳孔。人们看到喜欢的刺激物,瞳孔会不自觉地变大;看到让人厌恶的刺激物,瞳孔会明显地缩小。面部表情是另一种可以完成精细信息沟通的身体语言形式。人的面部有数十块表情肌，可产生极其复杂的变化，生成丰富的表情。这些表情可以非常灵活地表达各种不同的心态和情感。一般情况下人们的目光与面部表情是一致的，均与其内在心态对应。

身体运动是最易被人发现的一种身体语言，其中手势语占有重要位置。在正常情况下，个体都会用手势来表达态度和情绪。触摸也是人际沟通的有力方式，在日常生活中，身体接触是表达某些强烈情感的方式，比如婴儿接触温暖、松软的物体时，会感到愉快，他们喜欢被拥抱和被抚摸。

姿势是个体运用身体或肢体的姿态表达情感及态度的身体语言，通过姿势传递信息也是常见的身体语言沟通方式。姿势及其意义与文化有一定的关系，但是通过姿势进行沟通的适应范围还是较为广泛的。服装、化妆、饰品和携带品，也都能透露一个人的情趣、爱好、情感、态度、社会角色等。

人际距离是沟通和交往的时候，人与人身体之间的空间距离。在正式场合、演讲或其他公开场合沟通时，人际距离往往比较远，而亲近的朋友或者夫妻之间的沟通和交往距离则更近。

（三）人际沟通的原则

人际沟通一般遵循以下几条原则：①相互性原则，任何个体都不会无缘无故地接纳他人，喜欢是有前提的，相互性就是重要的前提，我们喜欢那些也喜欢我们的人；②交换性原则，个体期待人际交往对自己是有价值的，在交往过程中的得大于失或得等于失，至少是得别太少于失；③自我价值保护原则，自我价值保护是一种自我支持的心理倾向，其目的是防止自我价值受到贬低和否定，对肯定自我价值的他人，个体对其认同和接纳，并反过来予以肯定与支持，而对否定自我价值的他人则予以疏离；④平等原则，交往双方的社会角色、地位、影响力和对信息的掌握等方面往往是不对等的，这会影响双方形成实质性的情感联系，但是如果平等待人，让对方感到安全、放松与尊严，那么我们也能和那些与自己在社会地位等方面相差较大的人建立良好的人际关系。

（四）人际互动

人际互动指人们在心理和行为方面的交往和交流，它在结构上更强调角色互动。人际互动的主要形式是合作与竞争。合作是个体与个体、群体与群体之间为达到共同目的，彼此配合的行为，其基本条件是目标一致。竞争是个体与个体、群体与群体之间争夺一个共同目标的行为。竞争各方双赢或多赢，实现共赢的局面，是比较理想的人际互动形式。饮食摄入受竞争的影响，研究表明，女性要比男性更加注重体重、身材的控制，展现自己的女性化，尤其是在女性间相互竞争的情况下，其饮食摄入量更少。

六、社会影响

社会影响是指他人的言辞、行为或仅仅是其在场对个体的思想、感觉、态度或行为所产生的影响和效果。人们在社会生活中的相互作用，其效果与程度受影响的发生者、传播者和接受者的制约。如传播者的可信赖程度、人格魅力和传播技巧，发生者在人们心目中的地位，接受者的主观状态如智力水平、性格特点等。

（一）从众和服从

从众俗称"随大流"，表现为个体的意见与行为和群体中的多数人相符合。许多研究表明，人们在和同伴就餐时会选择和他人一样的食物，甚至模仿他人的饮食摄入量，以此满足被接纳和认同的需求，拉近人际关系。另外，跟从他人的饮食选择经验可以减少个人试错和学习的时间等成本。

在任何社会中，多数人的观念与行为保持大体一致是必要的。一个社会需要有共同的语言、价值观与行为方式。只有这样，社会成员之间才有可能沟通、交往。社会成员的沟通与互动则会促进这种一致性和共同性的发展。因此，从众具有促进社会形成共同规范、共同价值观的功能。

（二）暗示

暗示指在非对抗的条件下，通过语言、表情、姿势及动作等对他人的心理与行为产生影响，使其接受暗示者的意见和观点，或者按所暗示的方式去活动。暗示往往采用较含蓄、间接的方式进行。饮食环境、就餐同伴都具有暗示的作用，可以改变个体的饮食态度和行为。凝视着的眼睛的标志具有暗示消费者自我控制的作用，激活他们的健康饮食目标，由此消费者会选择更加健康的食物。在菜单上增添具有健康暗示性的信息也可以促使消费者选择更加健康的食物。饮食的选择也会受到其他就餐者的影响。例如，当看到前一个人选择了健康的食物，后一个人即使面对食物诱惑如巧克力，也会受到前面选择健康食物的人的暗示，倾向于选择健康的食物，而不是接受美味的诱惑。

影响暗示效果的主要因素包括：①暗示者的权力、威望、社会地位以及人格魅力对暗示效果有明显的影响；②被暗示者如果独立性差，缺乏自信心，知识水平低，暗示效果更明显；③被暗示者所处的情境是暗示发生作用的客观环境，个体处于困难情境又缺乏社会支持，往往容易受暗示。

（三）社会促进与社会惰化

社会促进也称社会助长，指个体完成某种活动时，由于他人在场而提高了绩效的现象。最早用科学的方法研究社会促进的是心理学家特里普里特，他通过实验研究发现，青少年骑自行车，在独自、有人跑步伴同、竞赛这三种情境中，竞赛时的速度大幅度提高。

在饮食社会促进方面也有类似的研究，随着青少年和同龄人在一起学习、活动的时间越来越长，青少年受同伴的社会规范、行为方式影响越来越大。儿童青少年倾向于将自己的行为投射到同伴身上，在和同伴一起吃饭时，也会不自觉地受同伴影响，增加食量。同时，其他研究也补充说明，当青少年对社会评价的关注很高时，同伴和朋友不会促进饮食摄入量。成年人在别人面前吃东西比独自一人时吃的食物多，特别是在熟人面前的时候。

社会惰化也称社会闲散效应，指群体一起完成一件任务时，个人所付出的努力比单独完成时偏少的现象。日常生活中的"磨洋工"，就是一种社会惰化现象。社会惰化的主要原因，是个体在群体活动中责任意识降低，被评价的焦虑减弱，因而行为的动力也相应下降。如果加强考核，让每个人在群体活动中的努力和成果量化，就可能有效地减少社会惰化现象。

（四）模仿

模仿，是在没有外力的作用下，个体受他人的影响，使自己的行为与他人相同或相似的现象，模仿是人们相互影响的一种重要方式。儿童青少年往往通过观察和模仿他人来进行学习，青少年的友谊通常建立在普遍的相似行为的基础上，他们的饮食行为、体育活动也会受到同龄人的影响。研究表明，有同龄人在场时，孩子们会更活跃地改善自己的饮食行为，例如吃更加健康的食物、饮食摄入量增加等。此外，年龄较小的孩子更容易受到年龄较大的孩子的影响，与霸道的同龄人相比，孩子们做出的饮食选择与朋友或受欢迎的同龄人相似。因为较大的年龄、榜样作用让这些孩子拥有更高的声望，更容易被模仿。这启发我们对青少年的肥胖预防和干预应该考虑让同伴参与到积极的饮食行为和体育活动中。

模仿的意义重大，是个体反应与再现他人行为的最简单的形式，是掌握人际互动经验最简单的机制，也是个体学习的基础；个体适应社会生活的过程中，模仿占了重要地位，没有模仿个体很难适应他所面临的各种情景；模仿会使群体成员在态度、情感和行为的一致性提高，增进群体凝聚力。

七、人际吸引与家庭

（一）人际吸引

人际吸引是个体与他人之间情感上相互亲密的状态，是人际关系中的一种肯定形式。按吸引程度，人际吸引可分为：亲和、喜欢和爱情。

研究表明，饮食摄入量的多少会影响人际吸引力。为了保持自己的受欢迎和喜爱程度，女性会选择摄入少量食物，维持较轻的体重。这与以往的研究结果一致，女性通常认为与异性交际时，表现女性化是具有吸引力的，男性则通常认为表现男性化更具有吸引力。因此，在与异性一同就餐时，女性都会吃的较少，男性都会吃得较多，以此增强自己的人际吸引。

（二）家庭

家庭是由婚姻关系、血缘关系及收养关系构成的，是社会的细胞，是社会生活的基本单位。其成员间有较多地面对面交往，有直接的互动与合作。与其他社会关系比较，家庭关系最为密切、深刻。

家庭具备一系列的功能，包括经济、生育、抚养、赡养、教育、感情交流、休闲娱乐等，其中最为重要的就是经济与教育功能。

经济功能包括家庭的各种经济活动，如生产、分配、交换、消费、理财等。家庭饮食消费在家庭的经济功能中占据一定的比例，中产阶层家庭的饮食消费逐渐向健康消费转型，城镇父母在食物选择上会更多考虑孩子的骨骼发育、身体健康，偏好选择富有优质蛋白等营养物质的海鲜、肉类、纯牛奶，拒绝油炸食品、饮料，甚至加工类奶制品。在关注食品安全和饮食保障性的同时追求饮食消费的享乐性。

教育功能包括父母对子女的教育以及家庭成员的相互教育，其中前者最为重要。对于营养和饮食教育方面，有研究表明，家庭参与营养教育的干预形式能有效改善学龄前儿童的营养状况，家庭中健康食物供应和食物消费模式都发生了积极变化，儿童的肥胖率也较单纯的学校教育和不干预模式低。而体验式的烹饪与营养教育方案能有效帮助三至八年级的儿童扩展营养知识，提高儿童的烹饪自我效能感，增加对蔬菜的喜好和消费，促进儿童与家人关于健康饮食的交流。此外，家庭参与营养和健康教育的模式对于患病家庭成员也有教育和帮助作用。例如，以家庭为中心的健康教育模式可以提高患病家庭成员的自我饮食控制能力，促使患者的血糖、血压等指标维持正常，保障患病家庭成员的身体健康和生活质量。

（高文斌　陶　婷）

参 考 文 献

[1] 陈红. 青少年的身体自我: 理论与实证 [M]. 北京: 新华出版社, 2006.

[2] 熊敏, 庹安写, 甘春芳. 饮食相关认知行为间自我效能感中介效应分析 [J]. 卫生研究, 2014, 43 (01): 87-91.

[3] 张令天, 郑万会. 青少年"食商"教育对健康人生的重要价值 [J]. 现代医药卫生, 2020, 36 (12): 1917-1920.

[4] 张瑜, 胡慧. 老年人饮食摄入对认知功能障碍影响的研究进展 [J]. 中国食物与营养, 2019, 25 (12): 5-9.

[5] BARKER M E, TANDY M, STOOKEY J D. How are consumers of low-fat and high-fat diets perceived by those with lower and higher fat intake [J]? Appetite, 1999, 33 (3): 309-317.

[6] FERNANDES-MACHADO S, GELLERT P, GONCALVES S, et al. Social cognitions about food choice in children aged five to eight years: Feasibility and predictive validity of an age appropriate measurement[J]. Appetite, 2016, 105: 144-150.

[7] JONES D C. Body image among adolescent girls and boys: a longitudinal study[J]. Dev Psychol, 2004, 40 (5): 823-835.

[8] FULKERSON J A, STORY M, MELLIN A, et al. Family dinner meal frequency and adolescent development: relationships with developmental assets and high-risk behaviors[J]. J Adolesc Health, 2006, 39 (3): 337-345.

[9] HARBEC M J, PAGANI L S. Associations Between Early Family Meal Environment Quality and Later Well-Being in School-Age Children[J]. J Dev Behav Pediatr, 2018, 39 (2): 136-143.

[10] HIGGS S. Social norms and their influence on eating behaviors[J]. Appetite, 2015, 86: 38-44.

[11] LIU J, THOMAS JM, HIGGS S. The relationship between social identity, descriptive social norms and eating intentions and behaviors[J]. Journal of experimental social psychology, 2019, 82: 217-230.

[12] MACHT M. How emotions affect eating: a five-way model[J]. Appetite, 2008, 50 (1): 1-11.

第三章 行为改变理论和实践

人类的生存和健康离不开饮食行为,人的饮食行为具有生物和社会双重属性,适度适量均衡的饮食行为是人类最基本的健康行为,反之将对健康造成危害。提倡健康的饮食行为、改变不健康的饮食行为是营养教育的重要内容,同时也是营养师在实践过程中最具有挑战性的部分。本章从人类行为的基本概念出发,重点介绍行为建立与改变的理论与方法,既注重理论的内容,更重视理论的应用,通过实践案例的介绍为读者拨开行为理论的神秘面纱,在理论指导下进行饮食、营养教育与干预实践。

第一节 人类行为及饮食行为

一、人类行为

(一)行为

人类行为是一种复杂的生物和社会现象。行为是有机体在外界环境刺激下所引起的反应,包括内在的生理和心理变化。

美国心理学家伍德渥斯提出了刺激 - 反应表示式:

$$刺激 \longrightarrow 有机体 \longrightarrow 行为反应$$

其中刺激是来自内外环境中的刺激源,有机体即作为行为主体的人。

人类的行为表现错综复杂,体现为同一个体在不同环境条件下行为表现不同,不同个体在相同环境条件下行为表现有所差异,即使同一个体在同样的环境条件下,由于其生理、心理等因素的影响,行为表现也不尽相同。

(二)行为的属性

不同于其他生物,人类同时具有生物和社会双重属性。

1. 生物属性 人的行为首先是建立在人体生理活动的基础上的,由其生物属性所决定,是人的生物遗传信息作用的结果,是与生俱来的一些行为,人的生理需要是这些行为的原始动力。人在饥饿的时候会本能地寻找食物,新生儿出生后就具有吸吮反射,这些都是生物属性的表现。生物属性主要包括三个方面:①与基本生存有关的本能行为,如摄食行为和睡眠行为;②与种族保存有关的本能行为,典型的表现是性行为;③攻击与自我防御行为,这种本能行为广泛存在于低等动物乃至人类,表现为对外来威胁的反抗、妥协和逃避。

2. 社会属性 人类不仅能够适应环境,更能通过劳动改造和维护环境,包括自然环境和社会环境。在这种情况下,人类个体通过与他人的交往、模仿、学习、教育、工作等就形成了得到社会承认,符合社会道德准则、行为规范和价值观念的人类社会行为。社会行为的涵盖面非常广,如职业技能、社会角色行为、娱乐行为等。人类的饮食行为受到自然条件和家庭、经济、文化、风俗等诸多社会环境的影响,因此具有明显的社会属性。

(三)行为的发展与适应

行为发展是指个体在其生命周期中行为形成与发展的过程,即在个体出生以后,随着生理的发育、心理的成熟以及社会交往的不断扩大,个体行为不断变化和发展的过程。在这个过程中,个体行为由于遗传因素与后天学习的作用,从偶然的、非系统的行为逐渐发展为连续而系统的行为,行为内容也越来越复杂。

1. 在人的整个生命周期中,其行为发展可以被划分为四个阶段。

(1)被动发展阶段(0~3岁):通过遗传、本能力量的驱使,以及无意识的模仿来发展行为,多种动作、简单语言、基本情绪及部分社会行为初步形成。

(2)主动发展阶段(3~12岁):开始主动模仿、探究,行为发展带有明显的主动性,对本能冲动的克制能力迅速提高,婴幼儿期形成的行为进一步发展。

(3)自主发展阶段(12岁~成年):开始通过对自己、他人、环境、社会进行综合认识,调整自己的行为发展。

(4)巩固发展阶段(成年以后):人的行为定式已经形成,行为发展主要体现在巩固、完善、适当调整几个方面。

2. 人类行为的发展具有以下几个特点。

(1)连续性:个体的行为发展是一个连续的过程,不可能跳过其中的某一阶段而进入下一阶段。

(2)阶段性:个体行为发展在某一阶段内呈量变,这种量变积累到一定程度后发展为质变,进入行为发展的下一阶段。

(3)不均衡性:尽管人类行为的发展按一定规律进行,但在个体行为的发展过程中存在着个体差异和发展的不平衡性。

行为的适应是指个体与环境之间保持动态平衡的过程。人类个体为了适应环境,需要认识环境、与其他个体交流,从而发展了语言、感知觉、思维与智力,这种发展反过来又提高了人类适应环境的能力。在这一循环发展过程中,需要是人类行为产生和发展的基础,也是行为适应的必要条件。

(四)行为形成和发展的影响因素

概括起来这些因素可分为三类:遗传因素、环境因素和学习因素。

1. 遗传因素　遗传因素对行为的影响已经在大量的动物实验和人类学研究中得到了证实。研究发现,基因具有相当大的稳定性,这使得人类在长期进化过程中获得的行为优势得以承袭;基因的突变、选择和整合,又使得人类的行为能够不断丰富和发展。基因除了影响行为,还能决定人的行为特征和行为倾向,同卵双胞胎行为特征和行为倾向的相似正是遗传物质影响的结果。然而,基因又是复杂的,这一特点决定了人类行为的复杂性和多样性。

2. 环境因素　自然环境和社会环境共同构成人类的行为环境,是人类行为的基本要素之一。人类行为是环境刺激作用于机体的产物,这就决定了环境因素必将对人类行为的形成和发展产生重要的影响。在环境对人的行为产生影响的同时,人的行为也可以对环境产生反作用,人可以积极利用有利于人类进步发展的环境,改造不利环境,缩小环境对人类行为的负性影响。

3. 学习因素　学习是人类行为形成和发展过程中必不可少的要素，人类的很多行为，尤其是社会行为，都需要通过学习来形成和发展。学习分为三个层次，最低层次的学习是模仿，包括无意模仿、有意模仿和强迫模仿。无意模仿多见于儿童，他们在模仿他人行为时是无意的，并无明确的目的；有意模仿具有主动性，人们多模仿他们认可、崇拜和羡慕的行为；强迫模仿为家长、老师、上级等按照一定的规定要求孩子、学生、下属模仿某种行为的学习过程。在行为发展的早期阶段，模仿是学习的重要方式，但行为发展进入自主阶段后，单纯的模仿就不够了，需通过系统教育和强化来学习。这种较高层次的学习过程比较复杂，主要是在教育者的启发下，使学习者全面理解和认识目标行为，对行为习得的需要上升到理性层面，再实现主动的行为学习，并使这些行为在不断地强化中得以巩固。学习因素对于个体工作和生活技能的形成、发展，改变不利于健康的行为起着非常重要的作用。

二、饮食行为

饮食行为是指受有关环境、食物和健康观念支配的人们的摄食活动，包括食物的选择、购买，吃什么、吃的频度、如何吃、在哪里吃、和谁吃、吃多少等等。这些与食物选择和摄入相关的行为都会影响到人们营养的摄入，从而对营养和健康产生影响。

健康的饮食行为不仅可以满足营养与健康的需要，还可促进人际交往；而不健康饮食行为通过影响摄食量和食物多样性，如蔬菜、水果摄入不足，高脂肪、高糖、高能量食物摄入过多等，从而导致营养不良、超重、肥胖、微量营养素摄入不足等，这些营养问题会进一步加重饮食行为问题，甚至发展为饮食失调，如暴饮暴食、厌食等。饮食行为问题还会影响心理行为发展，儿童中重度挑食与焦虑、抑郁、注意缺陷、多动等心理问题发生有关。儿童期是饮食行为问题高发阶段，且往往得不到有效干预，从而延续至成年期，影响成年期健康与疾病。

（一）正餐行为

在我国，正餐通常指早、中、晚餐。我国居民大多是一日三餐，一部分是一日两餐，还有少部分人是一日四餐。城市的年轻人和一些农村地区，一日两餐的情况较为常见。6 岁以下的婴幼儿，由于其生长发育的需要，除一日三餐外，每天上下午还要各加一次餐。

我国居民吃早餐的时间一般在早上 6:00—8:00，周末要晚一些。有部分人把早餐和午餐合为一餐，称早午餐。

吃早餐的地点有所不同，大多数人到工作单位或学校吃早餐，部分人在家中吃早餐，有的是将早餐买到家中吃，还有的习惯在餐馆吃早餐。有部分人平常不吃早餐。不吃早餐的原因主要是没有时间、没有食欲、控制体重，还有的认为早餐不重要，不用吃。

早餐的食物种类不同地区各有特色、差异很大，南方人的"早茶"食物品种多，包括虾饺、包子、凤爪、青菜等。北方人以馒头、面包、粥、面条为主，还有包子、烧饼、油条等，大多数人的早餐中没有蔬菜和水果。

我国居民吃午餐的时间一般在 11:30—13:30。在大中城市，大多在单位食堂或附近的餐馆吃午饭。在城镇农村，人们在家吃午饭的比例较高。

晚餐的时间一般在 19:00—20:00。在大中城市，晚餐是一天中一家人在一起吃饭的唯一机会。晚餐一般准备的比较丰富，要有 2～4 个菜，一个汤。做饭的时间一般在 1～2 个小时。

（二）在外就餐行为

在外就餐是指人们在家庭以外的场所就餐，或者所食用的大多数食物是由家庭以外的其他场所提供的。在外就餐行为包括在食堂、餐馆、饭店等餐饮场所就餐，也包括点外卖。

随着经济的发展和生活习惯及观念的改变，在外就餐已成为一种常见的就餐形式，对膳食摄入的贡献和对健康的影响也日趋明显。随着在外就餐的逐渐频繁，食物和营养素摄入状况发生变化，在外就餐的供能比也随之提高。在外就餐时会不自觉地进食过量，选择食物较为随意不够理性，会摄入更多的能量、脂肪、添加糖和钠，而膳食纤维、维生素、钙、铁等摄入量会较少。由于社交的需要，伴随在外就餐的饮酒行为也更为频繁。因此，经常在外就餐可增加超重、肥胖、心血管疾病等风险。在外就餐的增多也增加了疾病传播的机会。

近些年来，随着互联网的发展，吃外卖成为一种新的饮食行为。白领和学生是主力消费人群；外卖订餐以午餐和晚餐为主，但夜宵、早餐和下午茶所占比例在不断扩大；周末订单占全部订单的 3 成；一线城市订餐数量最多，远超二三线城市，但二三线城市增速很快；中餐和西式快餐是正餐的热门选择，消费者最爱订的菜肴是简餐类、盖浇饭类、米粉、米线和面条类。外卖食品存在食品安全风险。外卖对公众生活方式和行为以及健康所产生的影响有待深入研究。同时，应在外卖平台上，通过提供点餐指导、搭配营养套餐、倡导商户提供菜肴营养标识等途径，来指导消费者合理点餐。

（三）吃零食行为

零食是指非正餐时间所吃的食物和 / 或饮料，饮料中不包括水。从吃零食的时间上划分，零食可以分为上午零食、下午零食和晚上零食。

我国儿童吃零食的行为比较普遍。现在，吃零食不只是儿童的常见饮食行为，不少成年人也喜欢吃零食。一项市场调查报告结果显示，80% 的成年人喜欢吃零食。一些人吃零食也讲品牌，越是包装精美、价钱昂贵和新奇古怪的进口零食，越有人追捧。

（四）饮酒行为

在中国传统饮食文化中，饮酒行为，尤其是成年男性饮酒行为是被社会所接受的，也是社会交往的一种手段。现今，社会对女性饮酒行为也表现为接受的态度。

在以往，饮酒习俗一般是在婚丧嫁娶、乔迁之喜、春节等重要的节日庆宴上。随着社会的发展，饮酒行为变得很普遍，如生日、节假日、升职、朋友相聚、高兴时或生气时等，人们很容易就找到饮酒的理由。

关于酒品的种类，较为正式的场合，主要以白酒或葡萄酒为主。自 20 世纪 80 年代以来，啤酒、葡萄酒、洋酒开始在我国流行。

饮酒通常按照特定的规则进行。不同地区饮酒的规则大同小异，目的是让客人喝好、气氛友好、关系融洽。在饮酒社交的场合，饮酒成为融入社交圈子的介质，不饮酒者感觉没有融入这个社交圈子，因此会导致更多人饮酒。

正常的饮酒行为首先要有菜肴、有人同饮；第二，饮酒时要遵循规则，尽管这种规则是不成文的，各地的规则也是各有差异；第三，醉酒是可以被接受的，有的地区认为，有人醉酒说明主人好客、客人尽兴。这些习俗在进行营养教育时是需要注意到的，因为与习俗相悖的行为倡导通常会遇到很大的阻力，需要采取恰当的劝导教育措施并长期坚持。

饮酒作为居民日常生活的一种习俗，也与人类健康密切相关。酒精消费不仅能够导致依赖，还可增加人们罹患 200 多种疾病的危险，其中包括肝硬化和某些癌症。此外，有害饮酒可导致暴力和损伤。

三、饮食行为的影响因素

（一）个体特征

个体特征是影响饮食行为的主要因素，包括遗传、生理、心理、年龄、性别、知识、技能、自我效能等。

食物喜好是指人们对某种食物喜好或者不喜好的程度。在食物供应充足和购买力允许时，食物的好恶在很大程度上决定了食物的选择，这是影响饮食行为和膳食摄入的一个决定因素，进一步影响健康水平。儿童时期形成的食物喜好在一定程度上会延续到成年期，当然，随着个体社会化的过程以及各种食物的体验，人们对食物的好恶还会不断地发生改变。食物喜好受遗传和环境因素的共同影响，在子宫内，胎儿便有了感知味觉的能力，新生儿一出生就对甜味表现出愉悦的表情，而对苦味表现出难受的表情。味觉与遗传关系密切，当然，随着社会化的过程和对各种食物的体验，由于受食物的味道、气味、外观和对食物的熟悉程度等因素的影响，人们对食物的好恶还会不断改变。对儿童来说，食物的甜味、食用频率、味道、质地和温度在很大程度上决定了他们对食物的好恶。食物本身的因素如色、香、味、形等感官性状与人们的饮食行为存在着密切的联系。

我国食品的烹调讲究色、香、味、形俱全，从现代营养学角度来看是有一定科学道理的。食物诱人的色泽、饭香扑鼻的气味，清洁卫生、整齐美观的餐食环境等良好的感官性状，可以通过人体的各种感觉器官感受刺激，综合地影响机体状况的改变，可以促进消化液的分泌，而这步反应恰恰是勾起人们食欲，对食物进行消化的必不可少的一步。人类倾向于拒绝没有食用过的食物，但通过反复地接触可以降低这种内在的抗拒。因此，父母在为儿童准备食物时，应特别注意食物的选择和烹调，使得孩子喜好的食物种类更多一些。

儿童饮食行为受到自身生理发育、认知、年龄、性别等因素影响较大。口腔感觉、运动功能障碍，包括口腔运动不协调和口腔敏感性异常，是引起婴幼儿饮食行为问题的主要原因之一。口腔运动不协调的婴幼儿，进食时不能协调咬、嚼、吞咽以及与呼吸之间的关系，拒食半固体、固体食物、进食困难及进食时易呛咳。口腔敏感性高的婴幼儿对部分食物味道、形状及质地的主观感知过于敏感，食用食物即出现恶心、呕吐，从而挑食、拒食等；而敏感性低的婴幼儿，口腔对食物的味觉刺激及物理刺激敏感度低于正常，表现为喜欢刺激性食物、流涎多、口含食物等。随着年龄增加，儿童从被动接受喂养逐渐转变到更多的自主选择饮食，但是由于认知所限，更容易出现饮食行为问题。因此，儿童2～5岁是饮食行为问题出现的高发阶段，并可一直持续到儿童中晚期，甚至成年期。但随年龄增长，饮食行为问题的表现形式有较大差异。

人类的进食行为，包括食物的选择、数量、进食餐数，不仅仅是一种生理需求，还会受到情绪的影响。人们的饮食行为受到焦虑、愤怒、高兴、抑郁、悲伤及其他情绪的影响。在正性情绪下，人们倾向于吃健康的食物，而在负性情绪下倾向于吃不健康食物。人们在处于正性和负性情绪时吃的食物常常比处于中性情绪时多，而且正性情绪比负性情绪对食物摄入的影响更强。进餐不专注也会导致摄入过多的食物或进食不健康的食物，从而增加超重、肥胖的风险。系统综述发现，就餐时看电视、听收音机或看书等会造成用餐时或餐后2小时食物摄入量增加，餐后2小时食物增加量比用餐时增加量更多。

（二）人际和社交网络

尽管个体因素在饮食行为的形成与发生中至关重要，但围绕个体周边的社会环境因素同样重要。在积极的、支持性环境中反复给予新奇或者不喜欢的食物，可能会促使人们最终接受这些食物；如果没有环境支持而只是强迫进食某些食物，则可能导致对这些食物更深刻的厌恶。尤其是个体社交网络内的密切关系者，如家庭成员、同伴、老师等。

家庭成员（如父母）的食物喜好、饮食行为、喂养情绪，关于食物的约束、奖励、惩罚规定，以及家庭收入、在外就餐的频率、健康相关的知识态度行为等构成了家庭食物环境，会在诸多方面对儿童以及其他家庭成员的食物喜好以及饮食行为产生不同程度的影响。

除家庭外，饮食行为亦会受到同伴的影响，包括同学、同事、朋友、社交网络等。当然，同伴对饮食行为的影响可能是正面的，也可能是负面的，年龄越小的儿童，其饮食行为受到同伴的影响越大。有研究发现，当儿童、青少年的社交网络（如父母、老师、同学等）存在超重、肥胖个体时，他们就有可能低估自己的体重，而且对健康体重的认知也会出现偏差。同伴的影响可能是源于构建自己形象的动机，同伴的存在会影响自己的行为，同时自己的行为也会不断地调整来应对对方的表现。而成年人可能会通过饮食行为来展示自我形象，从而获得他们所期望的目的。

目前随着各种新媒体、自媒体的诞生与流行，人们的社交网络越来越广泛，不仅限于周边环境中的人，也包括了通过网络等媒体接触到的人，而这个更广泛的非实体化的社交关系同样影响人们的饮食行为。

（三）组织和社区

随着年龄的增加，人们接触到的环境范围逐渐增大，包括家庭所在的社区、各级医疗卫生机构、学校、工作单位等，这些生态层面所提供的政策、环境、教育与服务，是促进健康饮食行为形成的重要支柱。

学校对于儿童饮食行为养成至关重要。在政策方面，如学校有不健康食物的限制规定，或提供学生餐、课间加餐等，可以明显改善学生的饮食行为。在环境与服务方面，学校有食堂、安全饮用水设备、清洁设施、定期体检、营养咨询等均有助于饮食行为的养成。教育是学校非常重要的功能，但不能只限于学科教育，在现有德、智、体、美、劳教育基础上，需要适宜的营养教育，不仅对学生，也包括老师，甚至家长、配餐企业等。当然，在学校实施的营养教育活动，如果将家长纳入其中（家校联合），则更有利于儿童饮食行为的养成和转变；另一方面，由于儿童在家庭中具有重要的影响力，学校的营养教育也会通过儿童进一步影响家庭饮食行为（即"小手拉大手"）。

除学校外，社区、卫生机构、工作单位等是否具备营养相关设施、活动、服务等均是促进健康饮食行为的强有力措施。如卫生机构提供的营养咨询与指导、体重秤，社区内配置的健身设备、运动场所、便民早餐、养老食堂，工作单位的就餐场所、预留的弹性就餐时间，各级机构举办的营养讲座等。当然，这些机构关键岗位人员（如领导者）的营养素养、价值观和饮食行为规范等，也是决定组织和社区层面能否发挥影响力的重要因素。

（四）政策和环境

国际贸易、全球化进程、国家/地区的政治生态和经济状况、政策法规、物理环境、生物环境、社会文化环境等宏观层面因素，通过影响食物的可获得性，从而与个体饮食行为密切相关。

食物的可获得性包括两方面的含义,一是指有无食物提供;另一方面是文化层面上是否可以接受等。食物的可获得性首先取决于食物的生产,受地理、气候等环境因素,耕种、收割、运输、保存、加工等技术因素,以及经济和社会因素等影响。

社会的经济水平会影响食物的供给和分配,也会影响食物的可获得性及饮食行为。对于低收入人群以及偏远地区的人群,健康食物的可获得性也存在很大问题。随着经济收入的增加,就餐地点和食物的可获得性也发生了很大变化,例如在外就餐、快餐、外卖等机会越来越多。因此,通过对加工食物和餐厅食物的合理建议,特别是针对儿童的食物,对于构建更加健康的食物环境、形成良好的味觉偏好以及饮食行为具有重要意义。

食物物理环境也会影响饮食行为和健康。就餐环境安静、清洁、卫生,心情会感到愉悦,唾液、胃液等消化液的分泌加速,往往会食欲大增;如果进餐环境嘈杂、肮脏,感觉器官和消化系统都会受到影响,也会食欲全无。食物本身以及饮食环境还会影响进食者的心理状态,反过来心理状态也会影响饮食行为。浪漫的烛光晚餐、气氛融洽的年夜饭,会使进餐者心情愉悦;而生气、紧张、孤独、忧郁时人的食欲发生变化,并且这些情绪状态对食欲的影响在个体之间有明显的差别。

广告是影响儿童食物偏好的重要因素。电视对儿童、青少年的知识、信念、态度和行为有着重要的影响,电视节目对儿童食物喜好方面的影响比来自家庭的影响还要大。很多广告实际上是在鼓励不健康的饮食行为,因此,如何控制传播媒介中相关广告的质量、数量和频度,如何指导儿童看电视广告以及选择食物,是一个值得注意的重要问题。

文化、宗教对于行为的影响是潜移默化的,个人行为的形成离不开文化的熏陶。由于种族、宗教、信仰和风俗习惯的不同,世界各地人们对于什么是"可食的"有着不同的定义,而且选择食物的方式也不同。文化和食物的结合对饮食行为也会产生影响,如北方人通常春节吃水饺、元宵节吃汤圆、端午节吃粽子、中秋节吃月饼等。

相关政策法规也会影响人们的饮食行为。如带薪产假会促进母乳喂养,而母乳对婴幼儿的味觉形成具有重要影响,婴幼儿的味觉又会进一步影响其儿童期、成年期的饮食偏好。对不健康食物征税,而对健康食物进行补贴,可以在减少不健康食物消费的同时,增加健康食物的摄入。如添加糖摄入过多是龋齿、肥胖等慢性疾病的危险因素,为此美国、墨西哥等国家对含糖饮料征特别税,从而降低含糖饮料的消费。

影响个体饮食行为的社会环境因素并不是一成不变的,而是在不断变化中。例如在儿童阶段,家庭对饮食行为具有非常大的影响;在成年期,除了身体生理状态的改变,所需求营养物质的种类和量也会发生改变,周围的食物环境、社交网络、工作环境等都会影响饮食行为;老年期退休后生活状态发生变化,或者独居等均会影响饮食行为。此外,一些意外的生活事件也会影响饮食行为。

总之,饮食行为的发展和形成受纵向时间轴以及横向多生态系统影响;起始于胎儿时期,同时来自家庭、学校、同伴、政府、经济、社会、政策、文化等多层面的影响因素贯穿其中;各因素不应单独看待,而是将饮食行为及其影响因素当作一个整体,才能更好地认识饮食行为,并进行有效地干预。

四、饮食行为的评价

饮食行为与健康关系密切,通过对饮食行为的综合评价,可以找出问题、分析问题,为进一步制订干预措施奠定基础。正如前文阐述，饮食行为概念涵盖维度众多，且受到家庭、学校、社会、文化等诸多维度的影响，因此如何科学而全面地评价饮食行为比较复杂且很受关注。

（一）饮食行为的心理学测量

最初对饮食行为的评价是基于心理学原理，通过自我/父母报告的心理量表（self/parent-reported psychometric scale）、实验条件下的行为观察（laboratory-observed behavioral measures）等方法来评价饮食行为的启动因素（onset factors）和终止因素（termination factors），包括食物响应（food responsiveness）、食物喜好（food enjoyment）、过饱响应（satiety responsiveness）、去抑制进食（disinhibited eating）、非饥饿性进食（eating in the absence of hunger）、食物认识强化（reinforcing value of food）、冲动与自我控制倾向（dispositions toward impulsivity and self-control）等。

1. 成人饮食行为评价 随着物质生活的提升，人们长期暴露在美食环境中，研究发现食物线索会激活大脑中的奖赏区，所以个体会为了获得一时的快感而无法抑制地进食。长此以往，这些冲动的进食行为会给我们的健康带来负面影响。不健康的饮食行为主要表现为三种类型：限制性进食、情绪性进食和外因性进食。限制性进食是由于节食的认知偏差（如以控制体重为目的、长期严格地控制进食倾向）而导致的过度限制进食；情绪性进食是情绪唤起的进食行为；外因性进食则是外部食物线索引起的进食。后两种进食行为又被统称为去抑制进食，是超重、肥胖的主要危险因素。目前常见用于评价成人限制性或去抑制饮食行为的测量工具见表 3-1。

表 3-1 成人限制性饮食行为测量工具比较

测量工具	适用人群	维度	项目数
限制性饮食量表（RS）	限制饮食成年人；肥胖/正常成年人	①对节食的关注；②体重变化	10
荷兰饮食行为问卷（DEBQ）	限制饮食成年人；肥胖/正常成年人；儿童	①限制性饮食；②情绪性进食；③外部性进食	33
三因素饮食问卷（TFEQ）	限制饮食成年人；肥胖/正常成年人	①非控制进食；②主观克制饮食；③情绪性进食	21

（1）限制性量表（restrained scale，RS）：最初由 Herma 和 Mack 编制，用于测量以减轻或维持体重为目的的限制性饮食。量表包含测量饮食关注（6 个项目）、体重波动（4 个项目）两个方面共计 10 个项目。该量表在美国、英国、加拿大、荷兰等群体中被广泛使用，具有较好的信度和效度。

（2）荷兰饮食行为问卷（dutch eating behavior questionnaire，DEBQ）：由 Van Strien 等人于 1986 年编制，主要测量饮食行为的限制性饮食、情绪性进食和外部性进食。该量表包含 33 个项目，项目采用 5 级评分。该问卷是针对荷兰的社会文化背景与饮食习惯而设计的，在荷兰、英国、法国等样本中具有较好的信度和效度，与我国的社会背景及饮食文化有一定的差异性。

（3）三因素饮食问卷（three factor eating questionnaire，TFEQ）：是一个广泛应用的自评

式问卷,被翻译成三十多个不同的语言版本广泛应用。最初由 Stunkard 和 Messick 于 1985 年编制,最开始的 TFEQ 分三个方面共 51 个条目对饮食行为进行测量,包括:①主观克制, 即主观地克制进食,为了控制或者减轻体重,在进食时,对身体发出的饥饿信号的主观处 理,包含 21 个条目;②去抑制,即受到内部因素或者外部环境的影响,对进食不加节制,包 含 16 个条目;③饥饿,即强烈的内心饥饿的迹象,包含 14 个条目。2000 年,Karlsson 等人 将其调整为涵盖非控制进食(9 项)、主观克制饮食(6 项)和情绪性进食(3 项)三方面共 18 个条目,即 TFEQ-R18。而后在 TFEQ-R18 的基础上,又增加了 3 项情绪性进食的项目,调 整为 TFEQ-R21。

2. 儿童饮食行为评价　儿童期不健康饮食行为一方面影响当下的生长发育、认知发展 以及免疫系统的功能,而且可能会延续到成年期,与代谢性疾病、心血管疾病和癌症的发生 有关。所以早期识别儿童饮食行为中存在的问题并及时矫正具有重要意义。婴幼儿及学龄 前期是儿童饮食行为问题高发年龄段,25%~45% 发育正常的儿童和 80% 以上发育迟缓的 儿童有不同程度的饮食行为问题。全国流行病学调查结果显示 1~3 岁儿童中,34.7% 有饮 食行为问题;北京、上海、深圳、郑州、西安等地学龄前儿童饮食行为问题发生率高达 60% (父母报告),专业人士报告 25%~40%。

Van Strien 等开发的荷兰饮食行为量表儿童版(dutch eating behavior questionnaire for children,DEBQ-C)是评价儿童饮食行为的有效工具。该量表包含三方面共 20 个项目:情 绪性饮食(7 个项目)、外因性饮食(6 个项目)和限制性饮食(7 个项目)。情绪性饮食指消极 情绪时的饮食反应;外因性饮食指看到食物或闻到食物香味时的饮食反应;限制性饮食指 为了减轻或保持体重限制饮食。

英国儿童饮食行为量表(children's eating behavior questionnaire,CEBQ)由 Wardle 等 人于 2001 年编制,从多个维度来测量儿童的饮食行为。量表分为 35 个条目、8 个维度。其 中 4 个维度为食物趋向行为:①情绪性多食(emotional overeating),担忧、苦恼、闷闷不乐、 高兴或无聊时吃得多;②享受食物(enjoyment of food),对食物很感兴趣且很喜欢吃;③渴 望饮料(desire to drink),总是想喝饮料;④对食物的反应(food responsiveness),总是想吃 东西,看到食物或者闻到食物的香味就想吃。另 4 个维度为食物逃避行为:⑤情绪性少食 (emotional undereating),生气、心烦或累的时候吃得少;⑥挑食(food fussiness),拒绝新食 物、吃有限的食物种类等;⑦过饱反应(satiety responsiveness),胃口小,很容易吃饱;⑧进食 速度慢(slowness in eating),进餐时间超过 30 分钟。量表采用 5 级计分法,由家长填写记录 儿童近两周内饮食行为情况。对于不同文化背景、地区和年龄段儿童的饮食行为进行测量 时,需要进一步的修订。

加拿大 Lynda A.Archer 等人于 1991 年建立的儿童饮食行为清单(Children's eating behavior inventory,CEBI),涵盖 40 个条目,分儿童和父母领域两个方面。儿童领域的 28 个 条目主要评价儿童的食物偏好、饮食相干行为、行为依从性;父母领域的 12 个条目主要评 价父母对儿童的行为控制、对喂养孩子的认识和感觉以及家庭成员之间的互相影响。

此外还有美国俄勒冈州研究所儿童饮食行为清单(Oregon research institute child eating behavior inventory,ORI-CEBI)、关于你小孩的饮食清单(About your children's eating inventory, AYCE)、进餐时行为问卷(Mealtime behavior questionnaire,MBQ)、儿童饮食行为问题筛查 评估问卷(Identification and management of feeding difficulties tool,IMFeD)、蒙特利尔婴幼

儿喂养困难评分量表（The Montreal children hospital feeding scale，MCH-FS）、学龄前儿童饮食行为量表、婴儿饮食行为量表等。各种不同评价工具的比较见表3-2。

表3-2 儿童饮食行为测量工具对比

测量工具	适用人群	主要维度	特点
荷兰饮食行为量表儿童版（DEBQ-C）	7～12岁	情绪性饮食、外因性饮食、限制性饮食	在不同的研究中显示出了较好的一致性；以荷兰为文化背景，使用具有局限性
英国儿童饮食行为量表（CEBQ）	3～8岁	情绪性多食、享受食物、渴望饮料、对食物的反应、情绪性少食、挑食、过饱反应、进食速度慢	关注儿童饮食行为本身；对于不同文化背景、地区和年龄段儿童的饮食行为进行测量时，需要进一步修订
美国俄勒冈州研究所儿童饮食行为清单（ORI-CEBI）	36个月	挑食、食物拒绝、努力控制、积极的父母行为	较好的内部一致性；不同条目的反应尺度不同，量表中有些因子的条目数量过少，缺乏信度评价
关于你小孩的饮食清单（AYCE）	8～16岁	儿童食物拒绝、积极的饮食环境、喂养厌倦	具有较好的内部一致性，专注学龄儿童父母与儿童喂养关系的较合适的问卷；缺乏重测信度，量表的有效性证据不足
进餐时行为问卷（MBQ）	2～6岁	食物拒绝、食物操纵、不愉快进餐、窒息/恶心/呕吐	测量儿童行为、家庭进餐行为和环境，是评价进餐时行为的有效工具；问卷的信度和效度需要进一步验证
学龄前儿童饮食行为量表	3～6岁	挑食、食物响应、不良进食习惯、过饱响应、外因性进食、情绪性进食、主动进食	中国学者编制，内部一致性、分半信度、重测信度评价指标较好，区分度较好；由于样本选择性偏倚，可能会限制量表的使用范围
婴儿饮食行为量表	<2岁	享受食物、食物响应、进食速度、过饱反应、胃口	针对2岁以下的幼儿，内部一致性较好；母乳喂养方式和奶瓶喂养对于某些行为是否会产生影响需要进一步验证；存在回忆偏倚

3. 进食障碍诊断 进食障碍，或饮食失调，属于精神障碍的一种类型。主要表现为对个体的身体或心理健康产生严重负面影响的不正常饮食行为，包括暴食症、异食癖、逃避型/限制进食障碍等。主要发生于青少年和成年早期女性，患病率为1.0%～4.2%。焦虑症、抑郁症和药物滥用在饮食失调症患者中很常见。暴食症是人群中最常见的饮食失调疾病，在女性中为3.5%，男性为2%。患有暴食症的患者往往会伴随其他一些精神疾病如焦虑、药物使用障碍以及人格障碍相关的精神障碍等。此外，神经性厌食、神经性暴食症、适应不健康饮食行为等对健康也会产生不同程度的危害。通过量表早期识别这些疾病具有重要意义。

精神卫生专业人员在诊断进食障碍时，参考的诊断分类系统主要有《国际疾病分类第10版（ICD-10）》《中国精神障碍分类与诊断标准（第3版）（CCMD-3）》等，进食障碍的基本类型都包括神经性厌食和神经性贪食，ICD-10更为详细。对于AN的诊断共同且首要的一条就是低体质量（减轻15%以上），其次还包括主动采取造成低体质量的行为、体象障碍、内分泌障碍、对生长发育的影响等。而对于 BN 的诊断共有的要素包括不可抗拒的食欲和暴食、代偿行为、病理性肥胖、过度关注等。

目前，用来评价进食障碍的有儿童暴食紊乱量表（children's binge eating disorder scale，C-BEDS）、进食障碍诊断量表（eating disorder diagnostic scale，EDDS）、进食障碍检测问卷（eating disorder examination questionnaire，EDE-Q）、饮食失调症状问卷（eating disorders symptoms questionnaire，EDSQ）等。

（二）饮食行为监测

自 20 世纪 80 年代起，世界范围内就已经展开了一系列青少年健康危险行为的调查与研究工作，国际上比较有代表性的监测包括覆盖欧洲和北美地区 11 岁、13 岁和 15 岁儿童的"学龄儿童健康行为调查（health behavior in school-aged children，HBSC）"、WHO 主导的"全球学生健康调查（global school-based student health survey，GSHS）"、美国的"青少年健康危险行为监测系统（the youth risk behavior surveil lance system，YRBSS）"等。其中监测的饮食行为包括蔬菜、水果、含糖饮料、甜食、早餐、酒精等摄入情况。我国自 2008 年起开始了全国性青少年健康危险行为监测，其中饮食行为指标包括饮料、甜食、早餐、快餐、奶制品、油炸食品、酒精、偏食、限制性饮食行为等。

我国建立了相应监测制度。如中国居民慢性病与营养监测、青少年健康危险行为监测等，甚至在队列研究中也有饮食行为相关指标，如中国健康与营养调查。

总之，当前饮食行为的评价与监测主要存在以下问题：①缺乏科学、可行的测量工具，以及有预测价值的指标集；②缺乏年龄可比性的指标；③缺乏饮食行为环境评价（基于社会生态模型的多维度易感因素评价）；④缺乏行为发展相关认知水平的评价（营养与健康素养）；⑤缺乏饮食行为早期评价；⑥缺乏队列研究以及充分的数据分析。对多维度、多因素的饮食行为需进行科学而综合的评价，不仅关注行为本身，须同时考虑相关因素，方可为下一步行为干预提供靶目标。

第二节　行为建立与改变

一、建立行为的方法

（一）塑造

1. 定义　行为塑造：通过强化手段，矫正人的行为，使之逐渐接近某种适应性行为模式的强化治疗手段。

行为塑造法是根据斯金纳实施的操作条件反射研究的结果而设计的培育和养成新反应或行为形式的一项行为治疗技术，是操作条件作用法强化原则的有力应用之一。在行为塑造过程中，多采用正强化的手段，一旦所需的行为出现，就立即给予强化，直到达到一种新行为为止。由于塑造是以个体已有的简单行为为起始点，小步向目标行为迈进（连续趋化），所以运用行为塑造可以使个体做出新的目标行为或个体过去拒绝做出的行为。

2. 方法

（1）奖励：在行为塑造的过程中，选好强化物是非常重要的，才能真正对求助者起到强化作用,促进最终目标的实现。在强化物的选择上既有有形的强化物,也有无形的强化物。所以针对不同的个体给予适当的物化奖励是决定新行为是否能产生的关键环节。例如在纠正幼儿不吃蔬菜的饮食行为中,幼儿在鼓励下吃一些蔬菜后,给予幼儿喜欢的小贴画贴在胸前进行奖励。

(2)积极参与:行为塑造法的应用不仅要求被矫正的个体积极参与,也需要其周围人(如家属)的密切配合,只有这样才能使个体接近或朝着最终目标的变化能得到及时而又适当的强化,并使个体的行为愈来愈逼近最终的目标。仍以纠正幼儿不吃蔬菜为例,塑造这一行为需要看护人的积极配合。

(3)强化原则:行为塑造法主要涉及强化原则的应用,正强化原则在新行为培育中的作用是肯定的,有时候矫正实施者也希望同时采用惩罚的方法处理个体在新行为塑造中出现的退步。例如在幼儿行为退步的情况下,给予一定的惩罚,但一定要注意在方法和程度上都要得当。

3. 过程　行为塑造的过程见表3-3。

表3-3　行为塑造的过程

步骤	内容	方法	举例
1	定义目标行为	确定需要达成的行为	培养幼儿吃蔬菜的行为
2	确认初始行为	明确个体已有的、与目标行为有关的动作,可以其为基础向目标行为推进	目前的行为是不吃蔬菜
3	选择塑造步骤	塑造过程中的各个步骤之间所体现出来的改变应适应,太小会费事,太大可能会导致个体停滞不前	从一种蔬菜开始,一次接触一种蔬菜,循序渐进
4	确定强化刺激物	治疗对象每次达到预期,都要马上对之加以强化,量化刺激的量要适度,以免个体很容易得到满足而不思进取	吃下蔬菜就奖励小贴画,集齐一定数量的贴画可以换玩具
5	实施塑造	从初始行为开始,要对行为的每一个过程都加以强化,直到确保该行为已经习得,然后对这一行为停止强化,转而强化下一个行为	逐步接触新的蔬菜品种,每增加一种给予奖励

(二)刺激控制的促进和转移

个体的操作性行为总是发生在一定的情境中。情境中同时并存着各种刺激,操作性行为是受其中特定刺激作用的结果,情境中这样的刺激称为刺激辨别,它可用 S^D 来表示。促进指在 S^D 出现后,另一个人所给予的行为或刺激。促进用于增加在适宜的时间里完成正确行为的可能性。渐消指促进的逐渐去除。渐消用于在 S^D 出现时使行为的发生不再需要刺激来促进。

1. 促进的类型

(1)反应促进:与希望反应相联系的促进就是反应促进。它是另一个人在 S^D 存在时激发出希望反应的一种行为。包括:言语促进(言语指导、规则、暗示、提问等);姿势促进(躯体的运动或姿势变化);示范促进(行为示范);躯体促进(躯体上的直接帮助)。一般来说,躯体促进的作用强度最大,其次是示范促进,再次是姿势促进,而言语促进的强度通常最小。

（2）刺激促进：通过 S^D 或 $S^Δ$ 某些方面的改变或者刺激增加或去除，从而使受其提示和强化的某（些）不良行为不再发生或减少发生的可能性，使得正确反应更可能出现。包括：刺激内促进（改变 S^D 的位置、大小、颜色、形状等）；刺激外促进（增加另外一个刺激或提供 S^D 暗示）。

2. 刺激控制转移　正确反应一旦出现，促进就必须消失以便刺激控制转移到自然状态下的 S^D。刺激控制转移的结果就是在没有任何帮助（促进）的情况下，正确反应能在适宜的时间出现。刺激控制的转移的方法包括三点。

（1）促进渐消：渐消是将刺激控制转移到自然的 S^D 的一种方法，在学习尝试时反应促进被逐渐去除。

（2）促进延迟：是将刺激控制从反应促进转移到自然 S^D 的另一种方法，通过延缓刺激的时间来实现。

（3）刺激渐消：刺激控制无论什么时候用来促进正确行为的出现，S^D 的某些方面或刺激情境都会改变以使个体做出正确的辨别反应。

怎样运用促进和刺激控制转移？比如说帮助小朋友改掉挑食的不健康行为时。

第 1 步选择最恰当的促进方法：在课堂上教小朋友应该摄入各种各样的食物，而不是只吃肉或者只吃蔬菜，即反应促进中的较新行为。

第 2 步抓住学习者的注意力：可以在吃饭时，在小朋友旁边跟他们说不能挑食，肉和蔬菜都应该吃，即语言提示。

第 3 步呈现 S^D：在小朋友挑食时，把肉和蔬菜同时夹到他们的饭碗中，即在合适时机呈现 S^D。

第 4 步促进正确的反应：在小朋友挑食时，不止提醒一次他们应该同时吃肉和蔬菜，而是多次提醒，即适当提供促进。

第 5 步强化正确行为：在小朋友挑食时，不仅提醒他们不能挑食，还在他们同时吃肉和蔬菜时给予一定的鼓励，即加强非促进反应的力度。

第 6 步刺激控制的转移：在多次提醒不能挑食后，尽量让小朋友自己主动做到不挑食，而不是每次提醒后才能做到，即尽可能将刺激控制转移到自然的 S^D。

第 7 步继续强化：连续多次在小朋友吃饭时提醒不要挑食，达到改掉挑食不健康行为的最终目标，即行为置于自然发生的强化之下。

3. 刺激控制的三种具体方法

（1）排除：排除是刺激控制的一种具体方法，要求把与不健康行为有关的辨别刺激从情境中全部、干净、彻底地撤去，从而使受其提示和强化的不健康行为不发生或少发生。如在帮助肥胖儿童减肥时，了解到这与他贪食的不健康行为有关。这时在制订的计划中可以对上、下学的线路重新规定，使他不再经过会诱惑他买零食的商店；还可以在家中的冰箱、食品柜中不再存放任何使他会无节制食用的喜欢的食品。

（2）收缩：收缩是刺激控制的另一种具体方法，要求把与不健康行为有关的辨别刺激只安排在情境的某特定区域或某时间范围（即时空）内，从而使受其提示和强化的行为只局限在一定的（通常是可以接受和容忍的）范围内发生。如不少肥胖儿童总是在看小说、看电视、闲聊等情境中吃零食，上述活动反过来又成为吃零食行为的辨别刺激，作为减肥计划的一部分可以规定只能在一天的特定时间、规定的区域才能吃零食。

（3）取代：取代是第三种刺激控制的具体方法，它要求引入会抑制不健康行为和／或会提示与不健康行为不相容的行为能发生的刺激。使个体作出新的（良好的、可接受的、可容忍的）行为反应，同时使原辨别刺激不能再对不健康行为起提示或强化的作用。如在肥胖儿童减肥过程中，可在他经常取食的冰箱、食品柜上贴上醒目的符号、警句、图片等，这些新的刺激能起到抑制贪食行为的效果。

一般而言，在实践中，这三种刺激控制方法与其他技术结合使用的情况要比单独使用的情况多。如在刺激控制安排后，能做到则可以得到各种形式包括代币等形式的强化，这就是与提高行为发生率的技术相结合。

（三）行为技能训练

行为技能训练的目标是让学习者获得新的技能，并在训练环境之外的合适环境中使用这些技能。行为技能训练方法包括如下4个步骤。

（1）示范：训练者首先向学习者示范正确的行为。学习者观察示范行为然后进行模仿。要进行有效的模仿，学习者必须有模仿的能力，换句话说，学习者必须能够对示范集中注意力，并能表演出所示范的行为。

（2）指导：向学习者恰当地描述某种行为。要达到最好的效果，指导应是特异性的，应当对你希望学习者表现出的行为进行准确地描述。

（3）演习：接受指导或观察行为示范后对这种行为进行实践。演习是行为技能训练的一个重要部分。①只有看到学习者表现出正确的行为，老师才能确定学习者已经学会这种行为；②它提供了一个对行为进行强化的机会；③它提供了一个对行为表现进行评估和改正错误的机会。

（4）反馈：学习者进行行为演习后，训练者应当立即给予反馈。反馈应当包括对正确行为的表扬或其他强化物，必要时还应包括对错误的更正，以及如何进行改善的进一步指导。

集体行为技能训练，即只有很少几个人组成、每个人都有机会参与的小组，进行行为技能训练的效果最好。

行为技能训练方法的注意事项：①对你所教的技能进行区分和定义；②区分出需要这些技能的所有相关的刺激情境；③在刺激情境中对学习者的技能进行评估，以确定学习者的基线；④要从最简单的技巧或最容易的刺激情境开始训练；⑤要从行为示范和描述行为的重点开始进行训练；⑥指导和示范后，要给学习者演习的机会；⑦演习后要立即给予反馈；⑧反复进行演习和反馈，直到学习者出现几次正确行为；⑨当一种情境下的训练完成后，再继续另一种情境下的训练。即一旦学习者掌握了各种模拟情境下的所有技能，就要设法将这些技能泛化到所植根的自然情境中去。

健康的饮食行为需要有烹饪技能作为前提，烹饪的技巧会影响食物的色、香、味和营养素的吸收利用。以减盐行为为例，烹饪中限盐勺的使用过程看似简单，但在刚刚开始使用的时候往往需要指导和培训。营养师需要一边介绍限盐勺的使用技巧，一边演示限盐勺的使用方法，核心点需要反复提醒。例如如果一平勺是2g盐的话，如何才能保证盐量相对准确，之后让学习者进行演习，在演习的过程中对于正确的做法给予表扬，对于错误的做法予以提醒并重新演练一遍直到行为正确为止；如果是集体行为训练，可以每个学习者逐一演练，其他学习者进行点评，在每人都演练之后进行总结和指导。

二、行为改变的方法

（一）自我管理

当行为者本人用行为矫正法矫正自己的行为时，这个过程就称为自我管理。自我管理方法的目标是要增加现在所缺乏的行为，为行为者的将来获得积极的结果。

表 3-4 列举了一些自我管理问题中所描绘的行为缺乏及行为过度的例子。对每一种行为，目前引发的结果会影响它的出现，而将来的结果却不会影响它出现。很多自我管理问题都存在短期结果与长期结果二者之间的矛盾。

表 3-4　饮食行为自我管理问题中短期影响和长期结果对比

行为现状	即时强化的短期影响	未来结果
行为缺乏如健康饮食	健康食物的价格高低	更健康
	准备健康食物的难度	体重减轻
	竞争行为的强化	减少便秘
行为过度如吃不健康食品	不健康食品的价格高低	蛀牙
	行为反应难度低	体重增加
		痤疮

1. 自我管理的方法

（1）目标建立：你可以用为自己建立目标的方法来影响将来致力于目标行为的可能性。目标建立包括，写下目标行为的程度标准以及它出现的时间范围。同时，目标建立常常与自我监督一起实施。在自我监督中，记录目标行为的出现，这将帮助你评价在取得目标的过程中的进步。

（2）前提控制法：在前提控制法中，你安排目标行为之前的一些事件出现，是为了影响后面目标行为的出现。

（3）行为契约：行为契约是一份写好的文件，其中包括你所确定的目标行为，并对特定的时间范围所要达到的特定目标行为水平安排后果。

（4）安排强化和惩罚：包括没有写进契约中的相关强化或惩罚。

（5）社会支持：社会支持出现在行为者生活中其他重要任务提供了目标行为的自然背景和暗示时，或为目标行为的出现提供自然强化时，当你特意安排社会支持去辅助实现一项目标行为时，社会支持也是一种自我管理方法。

（6）自我指令及自我鼓励：在适宜的时候，通过复诵自我指令，暗示期望行为，以此来影响自己的行为。

2. 自我调节的过程　自我管理的核心要素之一是自我调节。自我调节既是一种心理状态，也是一种心理过程，包括自我监察、自我评价、自我强化三个不同的阶段，具有递进的性质，即前一阶段是后一阶段的基础，后一阶段是前一阶段的发展。自我管理方案步骤举例见表 3-5。

（1）自我监察：这是指个体仔细周密地留意自己某种行为的表现及内心活动，获取有关自己特定行为方面的信息。如一位嗜酒的青年想要改变自己嗜酒的行为，首先就得自我监察,认真观察自己的喝酒行为,详细记下日常生活中喝酒的次数、酒量、行为表现及内心感受等。

(2)自我评价:主要是把自我监察中得到的信息与设定的评价标准加以比较并作出相应的价值判断。如上例的青年对自己设定的标准是,只在周末、节假日或亲朋聚会时喝酒,而且每次不超过一定的数量。当他把自我监察中观察到的行为表现与这一设定的标准比较,得出自己行为是否符合或在多大程度上符合这一标准的判断时,就是进行了自我评价。

(3)自我强化:即在前两个阶段的基础上,个体对自我评价的结果从认知、情感、行为倾向三方面作出相应的反应。如上例的青年会因自我评价而产生认知和情绪两方面的反应,若认识到自己的喝酒行为是可以被自己控制的,并产生对自己的满意情绪,就会使他反思自己之前的行为,即产生反馈效应,同时又会使他坚持或修正自己设定的标准以更有效地节制喝酒行为,即具有前馈效应。

表3-5 自我管理方案步骤举例

步骤	案例
1)作出采用自我管理法的决定	某女大学生为了有一个满意的自我形象和长久的身体健康,决定开始实行减重计划
2)定义目标行为及竞争行为	行为包括:一天三顿吃食堂的饭,按时定量,保持七分饱即可;制订常规锻炼计划,一周至少锻炼4次,每次锻炼不少于40分钟。竞争行为包括吃高热量零食,摄入垃圾食品,久坐不动等不健康生活方式
3)目标建立	在2个月(8周)之内减重4kg,并维持减重后的体重
4)自我监督	记录一日三餐饮食,不买或少买零食;列出每周锻炼计划表,每次锻炼之后在表格上记录锻炼情况等
5)功能性评估	每周3次在同一时间段记录体重
6)选择适宜的自我管理方法	记录与目标行为及竞争行为有关的情况,也可改变周围环境因素,如学习时,桌上放一杯水,想吃东西时以喝水代替
7)变化评估	在每周3次同一时间段记录体重的功能性评估中,若2周内,体重没有减轻1kg,则重新对自我管理方法评价作出必要调整
8)重新评价自我管理方法	若在2周内,体重没有减轻1kg,则考虑是否在开始时就实施了不恰当的减重方法,并作出调整优化,如由体育锻炼中的日常无氧训练改为有氧与无氧训练相结合
9)实施保持的方法	经过2个月(8周)的实践后,已达到减重目标,继续保持饮食摄入的能量和频率及每周的4次体育锻炼;向周围人报告自己的减重成果,以激励自己坚持;保持良好的心态,养成健康的生活方式,改掉不健康生活行为

(二)代币治疗

代币治疗是一种通过强化与惩罚相结合的方法,应用于指导性的治疗环境中,能够系统地管理该环境中个体的行为。目的是在一个接受指导治疗或受教育的环境中,增加被管制者过少出现的期望行为,并减少他们的不良行为。代币制在幼儿饮食相关行为中的应用见表3-6。代币治疗的一般做法如下。

(1)确定目标行为:明确在行为改变中要处理的行为,通常是那些有待提高发生可能性的良好行为。这样的行为必须具体、特定,可加以观察和测量。

(2)选择使用的代币:选择并决定使用怎样的东西作为代币,并告知当事人。代币的选择应考虑当事人的年龄等,同时也应顾及行为改编者操作时是否方便。

(3)拟定行为要求:制订目标行为表现的评定等级和标准,说明不同行为表现与代币之间的关系,即表现出良好的行为才能获得代币,良好行为表现得越多越持久则所得代币越多。同时规定用代币来奖励的方式。

(4)拟定交换系统:编制代币与强化物的交换系统,该系统列出实施代币治疗过程中所能提供的各种强化物,标出它们各自的价值,即说明每一强化物与代币的等价交换关系。

(5)按目标行为表现给予代币:基础评定后,鼓励当事人按代币治疗要求表现出目标行为,并做详细的观察和记录,根据当事人的具体表现给予相应的代币。鼓励当事人努力争取获得更多的代币,同时严格按照拟定的规定执行,不允许"讨价还价"。

(6)确定如何交换强化物:拟定用代币交换强化物的时间、地点、方式等规定,让当事人能用持有的代币换取自己想要的强化物,兑换必须恪守规定的承诺。

表3-6 代币制在幼儿饮食相关行为中的应用

步骤	内容	做法
确定目标行为	养成综合饮食卫生行为	认真洗手、餐桌整洁、不剩饭、收拾餐具、漱口
选择使用的代币	五色星卡	每种行为对应一种颜色星卡(红、黄、绿、蓝、紫)
拟定行为要求	依据行为完成程度得星卡	每种行为完成非常好得1张星卡
拟定交换系统	星卡换玩具	集齐5色星卡每种各10张可以换玩具
按目标行为表现给予代币	观察记录行为,发放星卡	每餐观察上述行为,发放并记录星卡
确定如何交换强化物	明确交换的方法	每周兑换一次,下周重新开始

(三)行为契约

行为契约是以契约为形式进行的一种干预方法。一项行为契约(也称强化关联契约)由达成协议的双方来签写,其中一方或双方同意在行为中采取一定程度的目标行为。此外,契约还规定了该行为出现(或没出现)将执行的相关强化结果。行为契约可以用于良好行为的增强或发展,也可以用于不良行为的减弱。行为契约的组成见表3-7。

表3-7 行为契约的组成

行为契约的组成
确定目标行为
规定如何测量目标行为
确定该行为必须执行的时间
确定强化与惩罚的发生
确定由谁来实施这项强化

(1)单方契约:由寻求改变一项目标行为的求助者一方,与实施强化的契约管理者一起,安排强化或惩罚计划。单方契约常用于个体想要增加期望行为,如健康的饮食行为,或减少非期望性行为,如过食。

（2）双方契约：有时一项行为契约是由双方签写的，每一方都想改变一种目标行为。在双方契约或双方面契约中，由双方来确定要改变的目标行为及将要对目标行为实施的转化。

行为契约已经用于各种成人及儿童的目标行为，如用行为契约来帮助成人减肥和保持体重。

减肥契约

甲方（减肥方）：   乙方（监督方）：

甲乙双方在平等自愿的基础上，按照营养配餐的要求，就乙方监督甲方一事，经协商一致达成本合同，供双方遵照执行。

甲方承诺：为了将体重减到理想体重，本人保证做到如下六点。

一、每天都要有不少于 60 分钟的运动时间，强度达到中等级别（出汗）以上，最好能是户外运动，若没时间，则要进行室内运动。

二、每天坚持饮食规划，保证蛋白质摄入，减少总能量摄入。

三、每天晚上 8 点后不能吃东西。

四、每天测量体重，并记录。

五、要接受乙方的合理监督，不得与乙方有争执，否则体罚（学校操场跑步 20 圈）。

六、如遇特殊情况或身体不适，主动告知乙方自己的状况。

乙方义务如下。

一、在合同期限内能够每天坚持监督甲方，监督每天进食情况与运动并且能够提醒与督促履行合同中的要求，不能偏私，做好每天减肥者的监督情况登记。

二、在减肥者违反合同中的要求时，要及时地阻止与履行惩罚。

三、如没有履行上述义务，将受到体罚（学校操场跑步 20 圈）。

期限：本合同于   年 月 日至   年 月 日期间执行，一式两份，双方签字后生效。

甲方签名：   乙方签名：

  年 月 日   年 月 日

（四）认知行为疗法

认知行为疗法，是 20 世纪 60 年代后期发展的一种技术。其主要理论假设是：认知活动对行为变化起中介作用；干预基于因果关系的交互决定论；若干认知对行为改变特别重要；情感与认知、行为有密切的联系。认知行为疗法的干预要求主要有：通过改变失调思维来进行干预；力争在较短时间内完成干预过程；建立具有合作和教育特征的治疗关系；干预过程中不断进行评定；干预后个体能保持有关技能。

1. 认知行为疗法的主要方法

（1）贝克的认知疗法：包括四个环节，从行为、认知两方面干预。

四个环节：形成心理定势；检视消极的自动性思想；确定失调观念；实施干预。

行为方面的干预：对活动作时间安排；对活动作持续评定；布置能完成的作业。

认知方面的干预：设想证据是否充分；设想从其他角度考虑；设想最糟会发生什么；设想自己还能做些什么。

（2）埃利斯的理性情绪疗法：形成心理定势；寻找和确定非理性观念；责疑非理性观念；安排作业。

（3）问题解决训练：问题定向；问题界定和概述；产生解决途径；作出抉择；实施解决并加以验证。

除了上述方法之外，认知行为疗法还有应对技能训练、自我指导训练等具体方法。

2. 认知行为疗法案例　国内学者使用认知行为疗法对维持性血液透析患者进行干预，治疗形式采取团体辅导和个体干预相结合的方法。实施内容由经过科学训练的健康教育专科护士进行操作，包括 3 个部分的内容。

（1）认识改造：首先与患者建立信任合作的关系，倾听患者讲述和抱怨，肯定患者积极的生活意愿和方式，使患者能够积极配合治疗。了解患者的日常饮食行为，指导患者进行24 小时膳食调查，连续记录 3 天协助患者识别自身不良的日常认知行为方式和危害，根据患者日常饮食规则和自身营养状况制订个性化的食谱，教会患者和家属简易评估常用食物的分量和根据中国肾病食品交换份调整食谱的方法以及烹饪技巧。向患者和家属讲解合理使用药物来稳定患者血红蛋白、矿物质平衡的意义和重要性。通过暴露疗法和国内外临床研究数据向患者讲解进行自我营养管理的重要性，坚持正确合理的生活行为方式是维持营养平衡的关键，树立正确的认识观。

（2）情绪转变：维持性血液透析患者常因自身疾病、血透治疗、生活、经济方面的压力而产生否定自我的不良情绪，要与患者耐心交谈，认真倾听其诉说，帮助其解决内心的苦恼和需求。同时情感上鼓励和支持患者，劝说患者积极面对疾病，减少不必要的焦虑和抑郁。帮助患者扩大社交群，通过 QQ 群、微信群等社交手段来丰富患者的生活和信息来源，鼓励生活方式健康、营养管理达标、生活质量高的患者分享自己的经验和体会，树立榜样作用，改变其他患者的消极认知。帮助患者寻求家庭支持，向患者家属讲解健康的营养管理对患者生活质量和生存寿命的意义，患者病情稳定、低住院率对患者家庭经济的影响，取得家属的理解、配合和支持。

（3）行为训练：要求患者养成定期进行膳食记录和评估的习惯，在开始治疗的前两周由健康教育护师指导患者记录和评估，以后每月由患者自行进行一次 24 小时膳食记录和评估，连续记录 3 天，并在随访时带给健康教育护师进行评价，以帮助患者养成良好的饮食习惯。要求患者每周自选一天在微信或 QQ 实时上传自己的饮食图片，以便健康教育护师评估和指导，同时也是对患者的提示和约束。要求患者尽量减少外出就餐，外出就餐不可以饮酒或饮用大量茶水、饮料、汤汁等，对食用的食物进行拍照并微信推送给健康教育护师。要求患者每天适度的室外社交活动，如散步、太极拳、广场舞等，鼓励患者培养个人情趣爱好，如听音乐、练书法、绘画等，以帮助患者舒缓情绪，减轻心理压力，发现生活的美好。

研究结果显示，认知行为疗法可以有效干预维持性血液透析患者的营养管理，改善患者营养不良，提高患者生活质量。认知行为疗法在干预维持性血液透析患者错误的营养认知和信念、重建健康的饮食行为和认知方面是一个有效的方法。

第三节　个体行为改变理论及其实践

一、健康信念模式

（一）健康信念模式的内容

健康信念模式主要包括六个维度（图 3-1），以解释个体是否采取健康相关行为。分别为：感知到的易感性，又称知觉易感性（perceived susceptibility）；感知到的严重性，又称知觉严重性（perceived severity）；感知到的益处，又称知觉益处（perceived benefits）；感知到的障碍，又称知觉障碍（perceived barriers）；提示因素，又称行动线索（cue to action）；自我效能（self-efficiency）。健康信念模式为理解动机与健康行为的关系提供了框架。该理论认为个体是否采取某健康行为取决于个人感知到的健康信念；人口学因素和社会心理学因素可对个体感知到易感性、严重性、益处、障碍、自我效能产生影响，进而影响个体是否采取健康行为；此外，提示因素也可以直接对个体是否采取健康行为产生影响。

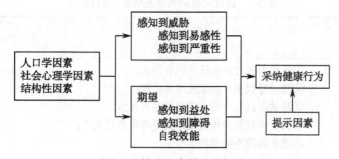

图 3-1　健康信念模式的框架

（1）感知到易感性：指个体对于个人在某种情况下脆弱性的感知。如个体已确诊某种疾病，此维度则为阐述疾病再次发生的估计。

（2）感知到严重性：指个体对于将要感染某种疾病的严重性或患病后果严重性的认知，此维度主要包括医疗后果和社会后果两个维度。医疗后果指的是死亡、伤痛、残疾等；社会后果指的是对家庭、社会关系的影响、工作状态的改变等。

（3）感知到行为的益处：指个体对采取某行动后可减少疾病威胁的益处的感知，即采取健康行为能为个体带来益处的感知。

（4）感知到行为的障碍：指个体对采取健康行为中遇到的障碍、难处、困难的感知。

（5）自我效能：指在特定情境中，作出某种活动并能取得预期结果的能力，即能成功做到某件事的信心。自我效能的影响因素包括自身经验、替代经验、语言说服和情绪唤醒四个方面。

（6）提示因素：指的是能够激发行为决定过程的刺激因素。

在健康信念模式中，当个体感知到的易感性和严重性越大，采取健康相关行为后带来的益处会越大；在采取健康相关行为的过程中遇到的障碍越小，个体越倾向于采取健康相关行为。

（二）健康信念模式案例

高钠盐摄入是原发性高血压的危险因素之一，在限盐方法中，限盐勺是一种简单、有效且广泛适用的措施。2007—2008 年，卫生部、北京市政府以及商务部门已连续向北京市 521 万户家庭发放定量小限盐勺 650 万把，但不使用和错误使用限盐勺的行为比较普遍。国内学者孙昕霙于 2012 年 6 月，采用方便抽样的方法，从北京市顺义区抽出 403 名 18 岁以上的农村居民进行问卷调查，探索出限盐勺使用行为的影响因素，并提出有针对性的干预措施，即在社区干预试验中给干预组发放改良后的限盐勺，并评估了干预效果。

研究按照健康信念模式自行设计问卷，测量内容包括：人口统计学特征（性别、年龄、文化程度、家庭收入等）、过去一个月的限盐勺使用频率（从不、很少、偶尔、经常、每天）和使用方法（正确、不正确）、是否拥有限盐勺、高血压知识、感知到的高血压易感性、感知到的高血压严重性、感知到的限盐益处、感知到的限盐客观障碍（与限盐勺设计缺陷和使用方法有关的障碍）、感知到的限盐主观障碍（与改变口味有关的困难）、自我效能和提示因素。调查问卷见表 3-8。

表 3-8 调查问卷的内容及信度、效度分析

变量	得分范围	题目	Cronbach's α	方差贡献率
感知到的高血压易感性	5~25	①我觉得我患高血压的机会很大； ②我觉得我很可能发展成高血压； ③我觉得我比一般人更容易患高血压； ④我觉得我的遗传史使得我更容易患高血压； ⑤我觉得我不会得高血压	0.894	9.979
感知到的高血压严重性	6~30	①如果患上高血压，会感觉头晕； ②如果患上高血压，会影响到工作； ③如果患上高血压，可能发生中风； ④如果患上高血压，可能发生肾脏疾病； ⑤如果患上高血压，可能会发生多种器官病变； ⑥如果患上高血压，会增加家庭经济负担	0.807	4.132
感知到的限盐/限盐勺益处	6~30	①我觉得少吃盐可以预防高血压； ②我觉得少吃盐可以防止高血压病情加重； ③我觉得少吃盐可以预防高血压的并发症； ④我觉得使用限盐勺可以减少吃盐量； ⑤我觉得使用限盐勺更方便我控制菜的咸淡； ⑥我觉得使用限盐勺使我更清楚自己吃了多少盐	0.803	6.567
感知到的限盐主观障碍	5~25	①我觉得自己吃不惯口味淡的菜； ②我觉得家人吃不惯口味淡的菜； ③我觉得盐吃少了会感觉没力气； ④我的家人不支持我使用限盐勺； ⑤家人总抱怨我做的菜淡	0.680	4.549

变量	得分范围	题目	Cronbach's α	方差贡献率
感知到的限盐客观障碍	9～45	①限盐勺坏了或丢了，买不到； ②没人教我如何正确使用限盐勺； ③我不习惯使用限盐勺； ④做饭还要计算用盐量，太麻烦； ⑤我不知道如何计算用盐量； ⑥我不了解限盐勺的正确使用方法； ⑦现在的限盐勺不好用； ⑧我总是忘记使用限盐勺； ⑨使用限盐勺后不知道该放多少盐了	0.838	9.874
自我效能	9～45	①我有信心坚持使用限盐勺控制用盐量； ②我觉得我能够慢慢习惯口味淡的菜； ③我觉得我能够学会使用限盐勺控制用盐量； ④我觉得我能够严格按照要求控制用盐量； ⑤即使家人抱怨菜淡，我也能坚持控制用盐量； ⑥我打算开始使用限盐勺控制用盐量； ⑦我打算坚持一直控制用盐量； ⑧我打算坚持正确使用限盐勺； ⑨我打算说服家人吃口味淡的菜	0.912	15.752
高血压知识	0～6	①每人每天食盐量不应超过多少克？ ②长期高盐饮食会直接导致哪种疾病？ ③您知道高血压的诊断标准是多少吗？ ④引起高血压的原因有哪些？ ⑤预防高血压的途径有哪些？ ⑥高血压病人血压未有效控制，会引发哪些疾病？	0.766	7.507
提示因素	0～5	①您有亲戚患有高血压吗？ ②您有朋友患有高血压吗？ ③有医生建议您少吃盐吗？ ④有家人、亲戚或朋友建议您少吃盐吗？ ⑤有家人、亲戚或朋友建议您使用限盐勺吗？	0.642	4.473

注：①易感性、严重性、益处、主观障碍、客观障碍、自我效能对应的题目计分标准为：很不同意 1 分，不同意 2 分，中立 3 分，同意 4 分，很同意 5 分；其中易感性对应的第 5 题是反向问题，计分标准相反；知识对应的题目计分标准为：答对 1 分，答错 0 分；提示因素对应的题目计分标准为：同意 1 分，不同意 0 分。②因子分析提取因子的标准为特征根 >1。③8 个因子的累计贡献率为 62.833%。

研究以限盐勺使用频率为因变量进行通径分析，结果见图 3-2。主要的拟合优度指标显示，该模型能很好地拟合数据。客观障碍是限盐勺使用行为最关键且最直接的影响因素（$\beta = -0.45$）。除主观障碍之外，其他因素均可直接或间接作用于客观障碍，从而对行为产生影响。比如，掌握高血压知识多的居民更能认识到高血压的严重性（$\beta = 0.39$），限盐或使用限盐勺的益处（$\beta = 0.44$），在限盐方面有更高的自我效能（$\beta = 0.42$），遇到的客观障碍也就更少（$\beta = -0.35$），最后体现出来的限盐行为也就更好。文化程度和收入也可以直接作用于限盐勺使用行为,但作用系数较小。知识→严重性→益处→自我效能→客观障碍→限盐行为是最重要的一条路径。

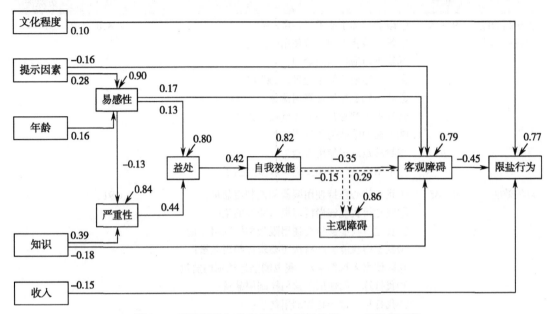

图 3-2 居民限盐勺使用行为的通径分析——标准化系数

注:拟合优度(goodness of fit index)=0.98;残差均方根(root mean square residual)=1.14;χ^2=53.67;自由度=43;P=0.127 56;Bentler 比较拟合指数(Bentler's comparative fit index)=0.99;加粗的路径代表可以到达限盐行为的路径,虚线代表无法到达限盐行为的路径。

向干预组居民发放改良限盐勺,介绍用盐量的计算方法和限盐勺的使用方法,每次入户时对其进行健康教育,重点宣传高血压知识、高血压的严重性以及限盐的益处,并及时反馈尿钠结果;对照组居民不接受任何干预。经过半年干预后,干预组居民感受到的客观障碍显著少于对照组,接触到的提示因素显著多于对照组,其他变量得分未见显著的组间差异。限盐勺使用率(干预组 67.3%,对照组 32.5%,P<0.001)和正确使用率(干预组 37.3%,对照组 19.3%,P=0.001),干预组和对照组的日均盐摄入量分别降低了 1.42g 和 0.28g,24 小时尿钠分别降低了 34.84mmol 和 33.65mmol。

本研究应用健康信念模式成功地揭示了限盐勺使用行为的影响因素,基于影响因素结果提出的干预措施取得了良好的干预效果,为在我国更大范围内开展限盐行动提供了比较重要的科学依据。

二、保护动机理论

(一)保护动机理论的内容

保护动机理论(protection motivation theory,PMT)是在健康信念模式基础上发展形成的增加了奖励因子(包括内部奖励和外部奖励)。由于个体所处的外在环境与内在个体特征均不同,个体在应对某种情形时产生的认知水平存在着明显的个体差异,从而导致个体采取的健康相关行为有所不同。在个体面对潜在危险时,首先会进行威胁评估,即评估该危险的严重性及自身的易感性,然后会对个体所能采取的应对措施进行应对评估,及评估个体自身的自我效能、反应效能，从而对危险产生保护意愿进而实施保护行为。

保护动机理论是从社会心理学角度探讨和解释行为形成过程的重要理论，该模型认为人们在面对威胁、采取防护性行为前会先进行威胁评估和应对评估，后形成保护动机，转变健康观念，进而提高自我保护能力，最后产生健康行为（图 3-3）。

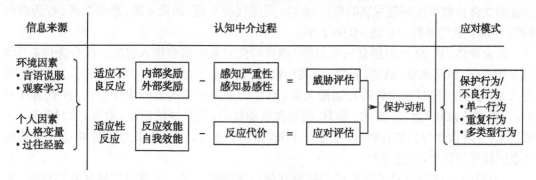

图 3-3　保护动机理论

保护动机理论框架包括信息源、认知中介和应对模式三个部分，其中信息源包括个人因素和环境因素两个部分。认知中介作为理论核心部分，是描述个体对威胁评估和应对评估综合考量的过程。此过程会影响保护动机的形成，进而决定应对方式。

下面结合戒烟的案例，对保护动机理论各维度的内容进行介绍。

威胁评估（threat appraisal）是对疾病增加和减少的评估，由感知严重性、感知易感性、内部奖励及外部奖励组成。

（1）严重性（severity）：同健康信念模式中的"感知到严重性"，指人们对疾病（如新冠疫情）造成的危害程度的认知；不同人由于所处的环境不同、自身特点不同，对严重性的评估可能相差较大。例如对吸烟引起疾病的严重性的认识。

（2）易感性（vulnerability）：同健康信念模式中的"感知到易感性"，指个人在面临健康威胁时对遭受伤害可能性的看法。例如评估自己因吸烟而引发疾病的可能性的大小。

（3）内部奖励（intrinsic rewards）和外部奖励（extrinsic rewards）：分别是指个体从自身和社会环境感知到的采取不良行为方式带来的积极影响。例如很多吸烟者觉得吸烟能给自己带来愉悦的感受，在社交中，吸烟也是方便的交流媒介。

（4）应对评估（coping appraisal）：是个体应对威胁的反应和能力的评估，由反应效能、自我效能及反应代价组成。反应效能是指个体对采取减少危害的行为是否有益的感知。

（5）反应效能（response efficacy）：是指个体是否真正相信所采取的某种保护行为可对自身健康起作用。如是否认识到戒烟对健康有利。

（6）自我效能（self-efficacy）：同健康信念模式中的"自我效能"。例如自己对能够坚持戒烟的信心以及能力的评估。

（7）反应代价（response cost）：是个体采取健康行为方式所付出的代价，包括花费的时间、金钱、精力等。

（二）保护动机理论的案例

下面介绍一项伊朗的研究来学习"保护动机理论"的应用。该研究开发了基于保护动机理论的营养课程，提升军队 2 型糖尿病患者营养行为和身体活动。

问卷设计：研究者根据保护动机理论进行了问卷设计；邀请 10 位健康教育、营养和内科专家进行了内容效度的评价；问卷共包括 70 题均为 5 档计分，其中知觉严重性（如对糖尿病及其并发症可对健康产生的不良后果）5 题、知觉易感性（自评对糖尿病并发症的易感性）7 题、自我效能（在多大程度上能做到遵循健康饮食的计划）7 题、反应效能（是否真正相信遵循饮食计划可控制糖尿病的作用）8 题、反应代价 5 题、回报 4 题、恐惧 2 题、行为意向 5 题，内部一致性系数在 0.76～0.96 之间。

饮食评估：以 24 小时膳食回忆问卷，调查研究对象的膳食摄入情况。饮食评估基于 8 种食物成分，包括水果、蔬菜、谷物、豆类和粗粮、低脂乳制品、红肉和加工肉类、甜饮料、盐摄入量；根据研究对象的各种食物摄入量，将他们分为不同的五种饮食模式；在饮食计划中，提倡多吃水果、蔬菜、谷物、豆类、粗粮和低脂乳品，提倡少吃肉类、甜食、饮料和盐；按照 1～5 分对饮食行为进行赋分，最低分 1 分，最高分 5 分，得分范围为 8 到 40 分。分值越高表明越遵守饮食，反之亦然。

干预活动：研究者对干预组研究对象开展三次课程。第一节课讲解糖尿病的分类、预防、并发症及控制措施；第二节课讲授营养在糖尿病预防控制中的重要性；第三节课讲授身体活动在糖尿病预防控制中的重要性。

效果评价：在干预课程开始前及干预后 3 个月，分别对研究对象的饮食行为、身高、体重、糖化血红蛋白、保护动机理论各维度得分进行测量。结果显示除易感性维度外，其他维度的得分在干预前后均存在差异；干预组研究对象的饮食方案依从性得分也显著高于干预前；显示出基于保护动机理论设计的课程方案，能够激励患者坚持糖尿病饮食计划并改善健康状况。

三、行为改变阶段模式

（一）行为改变阶段模式的内容

行为改变阶段模式（stages of behavior change model）认为个体的行为变化是一个连续的过程而不是单一的事件，个体是在一系列动态循环变化的阶段变化程序后才能真正做到行为改变。使用行为改变阶段模式进行行为干预时，需对所处不同阶段的个体采取不同的行为转换策略，促使其向更良好和高级的阶段转变。

行为改变阶段模式把行为转变分为 5 个连续渐进的阶段，称之为变化阶段。对于成瘾行为来说，还有第 6 个阶段即终止阶段。

（1）没有打算阶段（pre-contemplation）：在这个阶段，个体尚未意识到自己行为的危险性，在未来 6 个月内，不打算改变自己的行为，或者有意坚持不改变。处于该阶段的个体不喜欢阅读考虑与该行为相关的内容。

（2）打算阶段（contemplation）：个体在此阶段开始意识到自己的行为存在问题，并意识到相应问题的严重性，个体计划在未来 6 个月内改变自己的行为。同时，个体也能意识到改变行为带来的可能益处，也知道改变行为需要付出的代价和在改变行为过程中遇到的困难与障碍，因此衡量行动改变的益处与障碍，处在犹豫的状态中。

（3）准备阶段（preparation）：指个体计划在未来 1 个月内改变行为。个体在此阶段也可能已经有所行动，如向别人咨询有关行为改变的事宜，购买相关书籍，制订行为改变时间表等。

（4）行动阶段（action）：个体已经开始采取行动，但是持续的时间尚未达到6个月。由于许多人的行动没有计划性，没有设定具体目标、实施步骤，没有社会网络和环境的支持，最终导致行动失败。

（5）维持阶段（maintenance）：改变行为已经达到6个月以上，个体已经取得行为转变的成果并加以巩固。

（6）终止阶段（termination）：在某些成瘾性行为中可能有这个阶段。在此阶段中，人们不再受到诱惑，对行为改变的维持有高度的自信心。可能有过沮丧、无聊、孤独、愤怒的情绪，但能坚持并确保不再回到过去的行为习惯上去。

处在不同阶段的人，以及从前一个阶段过渡到下一个阶段时，会发生不同的心理变化过程。从无打算到打算阶段，主要经历对原有不健康行为的重新认识（意识觉醒），产生焦虑、恐惧的情绪（痛苦减轻），对周围提倡的健康行为有了新认识（环境再评估），然后意识到应该改变自己的不健康行为；从打算阶段到准备阶段，意识到自己应该抛弃不健康的行为（自我再评价），向社会期望的方向转变（社会解放）；从准备阶段到付诸行动，要经历自我解放，从认识上升到改变行为的信念，并做出改变的承诺（自我决意）；当人们一旦开始行动，需要有许多支持条件来促使行动进行下去，如建立社会支持网络、社会风气的变化、消除促使不健康行为复发的事件、激励机制等。

决策平衡是指个体在达成和维持某项决定时，对涉及自我和他人重要的潜在收益及损失的考量和评价。在个体进行决策平衡评估时，通常会从益处、障碍两方面进行评估。当个体意识到采取健康行为的益处越大、障碍越小时，个体的行为更容易向更高、更积极的方向转化。

自我效能是指个体对自身能否利用所拥有的技能完成某项行为的自信程度。在行为改变阶段模式中，自我效能主要在进行和维持行为变化的自信心与对不良行为复发的各种诱惑的抵抗力这两个维度得以体现。

（二）行为改变阶段模式的案例

下面介绍一项目的为"减少长期膳食脂肪摄入的营养干预计划"，来形象地阐述行为改变阶段模式的实际应用。与传统干预方式不同，此项营养干预计划是专门为处于准备阶段之前的人群设计的，希望处于准备阶段的研究对象能通过此项计划的干预，进入行动期并降低饮食脂肪的摄入。本计划共包含11节，每节15分钟的课程；每节干预课程间隔一周，干预过程共计11周，并进行为期一年的随访。课程的重点是减少研究对象长期膳食中脂肪的摄入量，前六节课程的重点是针对没有打算阶段和打算阶段的研究对象，后五节课程的重点是针对处于打算阶段和准备阶段的研究对象。课程大纲及每节课程主要的变化阶段与变化过程如表3-9所示。

处于没有打算阶段的研究对象即为那些没有意识到膳食脂肪危害性的研究对象，他们对自己的膳食行为没有要改变的打算；处于打算阶段的研究对象即为那些已经意识到膳食脂肪的危害性、准备在6个月内减少自己膳食脂肪摄入量的研究对象；处于准备阶段的研究对象即为准备在1个月内改变自己的饮食行为，减少膳食脂肪摄入量的研究对象。

本研究结果显示"时间及所处行为阶段对于膳食脂肪摄入的影响"是有显著性意义的。此外，"时间与行为阶段的交互作用对膳食脂肪的摄入"也是有统计学意义的。干预前处于没有打算阶段的研究对象，在干预后的行为阶段显著向前推进，并且这些研究对象与干预前相比也显著降低了脂肪摄入量,且此行为变化持续了 1 年。干预前处在准备阶段的研究对象,在干预后的行为阶段显著向前推进,并与干预前相比显著降低了脂肪摄入量,但这部分研究对象的行为并没有持续到在后续随访中。本研究的结果显示,应用基于行为改变阶段模式的营养干预计划,能够显著降低研究对象的平均膳食脂肪消耗量,并促进研究对象的饮食行为阶段向前推进。

表 3-9 干预课程大纲

序号	主题	纲要	变化过程
1	来自高脂饮食的危害	高脂饮食的危害是由个体自身与脂肪相关的健康问题的总数决定的(例如:肥胖、心血管疾病、高血压、2 型糖尿病)	意识觉醒
2	高脂饮食与心脏病(1)	高脂饮食能提高血脂水平,高血脂是心脏病的危险因素	意识觉醒 情绪唤醒
3	高脂饮食与心脏病(2)	高脂饮食会增加动脉粥样硬化的风险并促进异常凝血	意识觉醒 情绪唤醒
4	高脂饮食与肥胖	与低脂饮食相比,高脂饮食更易引起体重增加和肥胖	意识觉醒
5	高脂饮食与癌症	高脂饮食会增加某种特定癌症的患病风险	意识觉醒 情绪唤醒
6	个人因素	高脂饮食对于个人的风险是由脂肪摄入、体脂、脂肪分布决定的	意识觉醒 自我再评价
7	低脂食物难吃的原因	低脂饮食能和高脂饮食一样好吃	意识觉醒 社会解放
8	低脂烹饪	可使用成分替代、烹饪技巧、营养成分标签来减少家庭自制食物中的脂肪含量	社会解放 自我再评价
9	在外就餐	在传统美国餐馆就餐时,可使用点单技巧来减少脂肪摄入	社会解放 自我再评价
10	在外就餐:热情高涨	在中餐馆、墨西哥餐馆、意大利餐馆就餐时,可使用点单技巧来减少脂肪摄入	社会解放 自我再评价
11	在快餐店中的低脂生活	在快餐店就餐时,可使用点单技巧来减少脂肪摄入	社会解放 自我再评价

四、知信行模式

(一)知信行模式的内容

在知信行模式(knowledge, attitude, belief, practice, KABP)中,将个体的行为改变分为知识(knowledge)- 态度和信念(attitude and belief)- 行为(practice)三个连续体,其中知识是基础,在个体学习了某健康相关行为的知识后,产生进行行为的动力(即信念和态度),而进行健康相关行为则为目标(图3-4)。

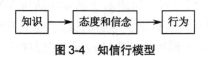

图 3-4 知信行模型

知信行模式认为知识可以转换为个体的态度和信念，进而影响行为。在知识影响行为的链条中，态度和信念起到的是中介作用。与其他健康相关行为的影响因素理论相比较，知信行理论更关注知识、态度和信念对行为的影响，忽略了行为变化是复杂而漫长的过程。知识、态度与信念、行为之间存在着一定的因果联系，但并不存在必然性，在行为形成的过程中有诸多因素可以影响行为的变化。从获取知识到行为改变的基本心理过程要经过如下过程（图 3-5）。

知：信息暴露（传播）→个体觉察信息→信息引起个体兴趣→个体认为需要该信息→个体理解信息。

信：个体思考信息→个体相信信息（态度转变）→个体决心行动（信念形成）。

行：尝试某信息/行为→开始行动→坚持行为→确认行为。

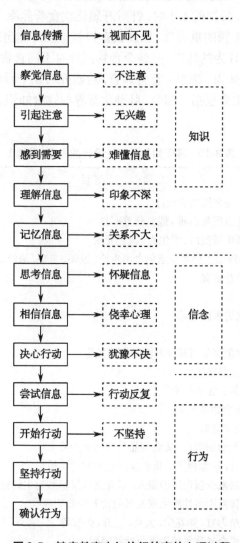

图 3-5　健康教育中知信行转变的心理过程

在知信行理论中，从知识到行为改变仅涉及三个环节。环节较单薄，描述过于宏观，不同阶段之间的结构略显松散，但知信行理论又抓住了行为改变中的重要中介变量"态度与信念"。因此,在行为干预研究中依旧占有一席之地。本理论有着强大的包容性与实用性。

(二)知信行模式案例

接下来以一项针对"住院肝硬化患者饮食知信行的干预效果研究",来介绍知信行模式在慢性病饮食干预中的应用。本案例的教育方式采取包括个体化的饮食指导、小组式饮食教育及群体课堂饮食讲解模式等多种综合式教育方式。

个性化的饮食指导是指对以肝硬化不同并发症为主要表现的患者,进行个性化的针对性指导。指导内容包括食管-胃底静脉曲张、腹腔积液及肝性脑病患者不同的注意事项,以及可能导致肝性脑病的饮食因素等,并生动详细地解释可能出现的危险情况及相关危险因素等内容。小组式饮食教育每周进行 2 次,每次 0.5～1.0 小时,以期加深肝硬化患者对肝硬化基本饮食知识及注意事项的印象,强调饮食干预的目的,膳食结构的合理搭配。群体课堂饮食讲解每周进行 2 次,每次约 1 小时,针对肝硬化饮食营养原则及理想控制目标的教育进行专题讲座,说明饮食干预的重要性,以及饮食控制不当可能出现的危险性,深化肝硬化合理饮食营养知识及饮食行为的教育,并结合食物图片对不同食物的营养价值进行展示。

使用肝硬化患者饮食知识-态度-行为调查,对研究对象干预前、干预后的知识、态度、行为分别进行测量,问卷主要包括三部分,肝硬化营养与饮食知识、饮食态度、饮食行为,问卷各维度题目见表 3-10。

表 3-10　基于知信行理论设计的问卷(节选)

维度	题目
饮食知识	1. 肝硬化患者需要采用饮食治疗
	2. 肝硬化患者易出现蛋白质-能量营养不良
	3. 饮食中应包括优质蛋白、维生素、微量元素
	4. 食管-胃底静脉曲张患者应避免食用生冷、过硬、辛辣、渣滓过多的食物
	5. 肝病患者宜少食多餐
	6. 宜夜间加餐
	7. 肝病患者不宜进食腌制品
	8. 需戒烟、戒酒
	9. 乳酸菌及益生菌制品可减少肝性脑病的发生
	10. 优质蛋白的主要来源
	11. 新鲜水果蔬菜富含多种维生素
	12. 海藻、牡蛎富含微量元素
	13. 鱼比肉好,肉比禽好
	14. 植物蛋白优于动物蛋白,蛋乳制品及豆制品为好
	15. 合并糖尿病者,注意糖类的摄取及降糖方案的实施
	16. 肝性脑病者需减少蛋白质的摄入,以含支链氮基酸为主的豆类蛋白质为好
	17. 脂肪可促进体内脂溶性维生素及其他营养物质的吸收
	18. 以植物性脂肪为宜,如花生、大豆、芝麻、菜籽等
	19. 长期大量饮酒会导致胃肠道吸收功能障碍
	20. 注意预防感染,保持大便通畅
	21. 饮食不宜过饱、过冷、过硬
	22. 进食应细嚼慢咽

维度	题目
饮食知识	23. 避免用力咳嗽及用力排便等增高腹内压的动作
	24. 有腹水或水肿的患者应限制盐的摄入
	25. 避免过度劳累、暴饮暴食、酗酒、不合理用药
	26. 不饮浓茶、咖啡等刺激性饮料
	27. 含钾较高的食物包括香蕉、桂圆、海带等
	28. 食管 - 胃底静脉曲张患者应避免进食富含粗纤维的食物,如芹菜、韭菜、老白菜、黄豆芽等
	29. 流食可选择菜泥、肉沫、米糊
	30. 进食少量冰牛奶或流质食物可缓解小量出血,进中性或偏碱性的食物可以中和胃酸
	31. 有出血倾向者可食肉皮冻、海参
	32. 避免长时间空腹
	33. 保证饮食的多样性
	34. 腹水及水肿患者不需禁水
	35. 腌制、油炸、烧烤类食物致癌风险高
	36. 酸奶可调节肠道菌群、增强机体免疫力
	37. 纯牛奶及鲜牛奶易致腹胀
	38. 以蒸、煮、焖、炖的方式进行食物的烹调,避免煎、炸、炒,少用调味品
	39. 腹水及水肿的患者应限盐而非禁盐
	40. 脂肪性肝硬化患者需注意低脂饮食
	41. 夜间加餐可选择功能营养素
	42. 食欲差者可选择口服肠内营养混悬液
	43. 全麦食品可以防止非酒精性脂肪性肝硬化的进展
	44. 肥胖的非酒精性脂肪性肝硬化患者亦需要饮食干预
	45. 并非吃得越多对病情越有利
	46. 肥胖的患者应避免高碳水化合物饮食
	47. 维生素 E 可用于非酒精性脂肪性肝硬化患者的治疗
	48. 蓝莓、山楂、葡萄等富含花青素,具有天然的抗氧化作用
	49. 口服利尿剂的腹水患者应增加钾的摄入
	50. 食管 - 胃底静脉曲张并发急性出血时应禁饮食,好转后进流食、过渡到半流食,并逐渐恢复正常饮食
饮食态度	1. 肝硬化患者愿意主动了解肝硬化饮食知识
	2. 愿意坚持饮食治疗
	3. 愿意食物多样
	4. 愿意"每天吃蛋类、奶类、大豆或其制品"
	5. 愿意"清淡少盐"的膳食
	6. 愿意"戒烟、戒酒"
	7. 愿意改变以往的不健康饮食习惯
	8. 愿意"投入一定的时间和金钱"坚持营养治疗
饮食行为	对患者近半年的饮食情况进行调查,调查蛋类、乳类、豆制品、蔬菜、水果等食物的摄入情况,摄入的食物种类、饮食习惯等

研究结果显示该模式能显著提高肝硬化患者的饮食知识水平，得分低者占比由宣教前 84.9% 降低至宣教后 4.3%，得分高者占比由宣教前 3.2% 降低至宣教后 70%（$P<0.001$）；改善肝硬化患者积极饮食与生活方式的态度，肝硬化患者在宣教后更愿意主动了解肝硬化知识、愿意戒烟戒酒、愿意投入一定时间及金钱坚持营养治疗等，意愿均明显增加（$P<0.001$）；使肝硬化患者的饮食行为得到纠正，促进肝硬化患者对健康饮食模式的依从。

五、计划行为理论

（一）计划行为理论的内容

计划行为理论（theory of planned behavior，TPB）是社会心理学家 Ajzen 在 1985 年基于理性行动理论扩展和完善而来的理论。TPB 为解释个体行动提供了基本的框架，计划行为理论在行为解释领域有着广泛的应用。在计划行为理论中，有着五个重要的要素，分别为态度（attitude）、主观行为准则（subjective norm）、知觉行为控制（perceived behavioral control）、行为意向（behavior intention）与行为（behavior），各要素之间的关系如图 3-6 所示。态度、主观规范与知觉行为控制均能通过影响行为意向从而影响行为，在某些情况下，知觉行为控制也可直接对行为产生影响。

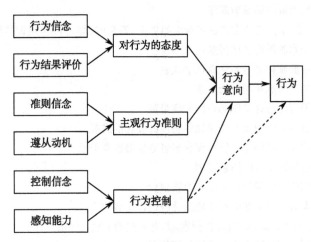

图 3-6　计划行为理论框架（Ajzen，1986）

态度：是指个体在多大程度上对某行为持有正面的（积极的）和 / 或负面的（消极的）评价。

主观规范：是指个体在决定是否采取某项特定行为时所感受到的社会压力。当个体进行行为决策时，那些对个体有重要影响力的人或团体会显著影响个体"是否采取行为"的决定。

知觉行为控制：是指个体所感受到的进行某项行为的难易程度。知觉行为控制受个体过去经验、现有资源等内外因素的影响。当个体过去有类似成功经验、对现有资源评估呈乐观态度、预期未来的阻碍较少时，其知觉行为控制会更强。

（二）计划行为理论案例

以一项将计划行为理论应用于"探究 2 型糖尿病患者饮食治疗依从性影响因素的研究"来展现计划行为理论的应用。问卷有关计划行为理论各维度的问题包括行为态度、主观规范、知觉行为控制、行为意向、依从行为五个维度共 26 道题目，见表 3-11。

表 3-11 基于计划行为理论的 2 型糖尿病患者饮食治疗依从性问卷

维度	题目
行为态度	遵守饮食原则能更好控制血糖
	遵守饮食原则能提高生活质量
	遵守饮食原则好不好
	遵守饮食原则能减少并发症
主观规范	家人对自己的支持程度
	医生对自己的支持程度
	好朋友对自己的支持程度
	自己对家人意见的在意程度
	自己对医生意见的在意程度
	自己对好朋友意见的在意程度
	周围病友是否遵守饮食原则
知觉行为控制	糖尿病饮食原则太复杂仍遵守
	节假日、生日或外出应酬时仍遵守
	与家里人的饮食方式不同仍遵守
	心情不好时仍遵守
	到不熟悉的地方用餐时遵守
	血糖控制较好或较差时遵守
	东西经常不合胃口时遵守
	遵守饮食原则行为难易程度
行为意向	即使带来很多麻烦仍遵守
	患病期间打算遵守饮食原则
依从行为	每餐食物称量或准确估量食物
	使用食物交换量表安排饮食
	严格按照糖尿病饮食计划进餐
	定时定量进餐

使用计划行为理论构建的模型可以解释 33.3% 的饮食治疗依从性,对 2 型糖尿病患者饮食治疗依从行为有较好的解释能力。在计划行为理论的所有维度中,行为意向对饮食治疗依从性的影响最大,主观规范是行为意向最主要的影响因素,行为态度、主观规范和知觉行为控制可通过行为意向间接作用于饮食治疗依从性,提示提高患者的行为意向是提高患者饮食治疗依从行为的关键。

第四节 群体行为改变理论及其实践

一、社会认知理论

(一)社会认知理论的内容

根据社会认知理论的观点,个体的行为既不是单由内部因素驱动,也不是单由外部刺激控制,而是由个人、环境、行为三者之间交互作用所决定的。这种个体、个体的行为及行为所处的环境之间不断进行的、持续的相互作用被称为"相互决定论"。其中个体因素中包括结果期望,结果期望是个人对从事特定行为结果的信念,对从事某活动所想象的结果,包括对活动结果反应的几种信念;环境因素主要指个体的外部环境和提供社会支持的机会等;行为因素主要指为达到预期目标所需要的行动或技能。

（二）社会认知理论的几个主要核心思想

1. 三元交互决定论 三元交互决定论将环境因素、行为因素、人的个体因素三者看成是相互独立、同时又相互作用从而相互决定的理论实体。所谓交互决定,是环境、行为、个体三者之间互为因果,每二者之间都具有双向的互动和决定关系。人的个体因素包括心理因素如知觉、情绪、信念、意向等,也包括生物学特征如性别、遗传等。在三元交互决定论中,一方面人的个体因素如信念、动机等往往强有力地支配并引导其行为,行为及其结果反过来又影响并最终决定思维的内容与形式以及行为主体的情绪反应;另一方面,个体可以通过自己的主体特征如性格、社会角色等引起或激活不同的环境反应,环境因素中的榜样作用也会影响个人的情绪、信念等;再者,行为作为人与环境之间的中介,是人用以改变环境,使之适合人的需要而达到生存目的并改善人与环境之间适应关系的手段,而行为不仅受人的需要支配,同时也受环境现实条件的制约。总之,个人、行为和环境三者之间相互影响、相互作用（图3-7）。

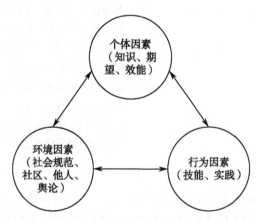

图 3-7 个人 - 行为 - 环境交互影响示意图

2. 观察学习 观察学习,亦称替代学习,是指一个人通过观察他人的行为及其强化结果习得某些新的反应,或使他已经具有的某种行为反应特征得到矫正。观察学习是人类掌握各种技能和规范的捷径,由4个相互关联的心理过程组成,即注意过程、保持过程、产出过程、动机过程（图3-8）。

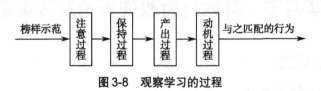

图 3-8 观察学习的过程

注意过程是观察学习的开始,是在观察时将心理资源开通的过程,决定着观察者选择什么样的观察对象作为示范榜样,以及选择对象的哪些信息,引起注意过程的因素很多,如观察者的气质、示范行为的特性等;第二个过程是保持过程,观察者头脑中将示范行为的信息以符号表征的形式保存下来,并保留在记忆中,如果观察者记不住观察到的示范行为那就无法产生学习;第三个过程是产出过程,或称动作再现过程,是观察者将保留在记忆中的示范信息的符号表征转换成物理形式外显行为的过程,在开始再现动作时,观察者必须基于认知过程对自己的反应做一番选择和组织;最后一个过程是动机过程,是指观察者在特定的情境条件下,由于某种诱因的作用表现示范行为的过程,而表现与否取决于观察者的动机。

3. 自我效能 自我效能指个体对自己组织、执行某特定行为并达到预期结果能力的主观判断,即个体对自己有能力控制内、外因素,成功采纳健康行为并取得期望结果的自信心、自我控制能力。自我效能是人类行为动机和个体成就的基础,是决定人们能否产生行为动机和产生行为的一个重要因素。因为只有人们相信他们的行动能够产生预期结果,才愿意付出行动,反之人们在面对困难时就不会有太强的动机也不愿长期坚持。自我效能感强的人能对新问题产生兴趣并全力投入其中,能不断地努力去战胜困难,而且在这个过程中自我效能也将会不断地得到强化与提高。相反,自我效能感差的人总是怀疑自己什么都做不好,遇到困难时一味畏缩和逃避。

自我效能感有三层含义:第一是对能否达到某一表现水平的预期,产生于活动发生之前;第二是针对某一具体活动能力的知觉,与能力的自我概念不同;第三是对自己能否达到某个目标或特定表现水平的主观判断。当人确信自己有能力进行某一活动时,他就会产生高度的自我效能感,并会去进行这一种活动。

自我效能可以通过以下四种途径产生和提高。①亲历的掌握性经验:即自己成功完成过某行为,个体通过自己亲身实践所获得的、关于自身能力的直接经验。一次成功能帮助人们增加其对熟练掌握某一行为的期望值,是表明自己有能力执行该行为的最有力证据。②替代性经验:即他人间接的经验,看到别人成功完成了某行为并且结果良好,而增强了自己通过努力和坚持也可以完成该行为的自信心。前文通过观察学习榜样的行为可以提升观察者的自我效能。③口头劝说:通过别人的劝说和成功经历的介绍,对自己执行某行为的自信增加。④情感激发:焦虑、紧张、情绪低落等不良情绪会影响人们对自己能力的判断,因此,可通过一些手段消除不良情绪,激发积极的情感,从而提高人们对自己能力的自信心。

(三)社会认知理论案例

下面以一项"社会认知理论对未成年超重/肥胖少女开展的基于学校整群随机对照营养干预"为例,介绍社会认知理论在实际中的应用。本研究项目共包含8所学校的202位学生参加,进行了为期30周的干预与随访。干预内容包括针对学生开展的营养知识研讨会、学生和家长共同参观食品加工厂、健康烹饪工作坊、针对学生的短信、针对家长的短信、发给家长的信息简报、对学生的电话随访、对家长的电话随访、月度个人营养咨询会。

营养知识研讨会:对学生每月开展2次,共14节课,每节课60min;对家长每月开展1次,共7节课,每节课60min;对老师开展共4节课,每节课60min。在课程教学中,由专家为参加课程者讲解营养知识,包括食物金字塔、我的餐盘、预防肥胖、食物标签、营养平衡,以及遵循健康饮食和保持健康的益处;参与项目的老师和家长都会被要求对表现优异的学生提供奖励,以促进同学的健康营养行为。

学生和家长共同参观的食品加工厂包括一家乳制品厂和一家植物油工厂。对工厂的参观可提高和改善学生及家长对食品工艺的知识、态度，可影响营养健康行为。

在健康烹饪工作坊中有针对性地从自我效能、社会支持、意向和情景方面对学生和家长开展如何烹饪健康、低热量、美味食物的教学。

研究者每周给参与研究的学生发短信，短信内容为克服饮食障碍、专注于提高自我效能来坚持健康饮食行为；在每周给家长的短信中则强调家庭支持的重要性，提醒家长支持孩子们的健康饮食。

每位家长每月会收到一封信息简报，在简报中会向家长汇报研究进展并激励家长支持孩子实现目标。

营养师每月会与参与研究的学生通两次电话，以获取学生的进展信息并增强学生的自我效能，鼓励她们完成目标；营养师每月也会同家长通两次电话以鼓励家长支持学生遵循健康饮食计划并向其发布未来的研究计划。

并且，针对所有干预组的学生和家长，举办每月一次的个人营养咨询会，在会议上，学生、家长、研究人员共同探讨实现健康饮食的方式及下一阶段的饮食目标。在本案例中，干预组学生的营养行为、饮食习惯及部分心理变量（自我效能、社会支持、意图）都得到了显著改善。

二、创新扩散理论

（一）创新扩散理论

创新扩散（diffusion of innovation）是指一项创新在一定时间内在社会系统的成员内通过某些渠道传播的过程。实现创新扩散的四个基本要素是：创新、传播渠道、时间和社会系统。

一项创新在某一社会系统中的累积采用者比例随时间呈 S 形曲线，如图 3-9 所示。不同创新在同一社会系统中的扩散速度可能不同，如图 3-9 中三项创新的扩散速度，创新 1＞创新 2＞创新 3；同理，同一创新在不同社会系统中的扩散速度可能不同，如图 3-9 中三个社会系统的扩散速度，社会系统 1＞社会系统 2＞社会系统 3。另外，S 形曲线在 10% 到 25% 的采用比例之间出现"起飞"现象，因为此时人际关系网活跃，大量的采用者开始使用创新。

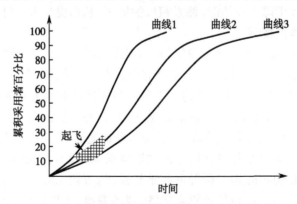

图 3-9　创新扩散累积采用者 S 形分布曲线

社会对创新的采纳速度以及接受程度与创新本身具有以下 5 个特征有关。

（1）相对优势：除用经济因素评价外，还用社会声望、便利性、满意度来评价，一项创新较同类产品或技术的优势明显,则采纳速度较快。

(2)相容性(或译作兼容性):指一项创新与现存价值观、潜在接受者过去的经历以及个体需要的符合程度。相容性越好,采纳速度越快。

(3)复杂性:一项创新被理解或被使用的难易程度,创新的复杂性低,则采纳速度快。

(4)可试验性:指在某些特定条件下,一项创新能够被试验的可能性,经得起试验的创新,采纳速度快。

(5)可观察性:指在多大程度上个体可以看到一项创新的结果,容易观察到结果的创新,容易被采纳。

(二)创新采用者分类

罗杰斯提出了对创新采用者进行分类的经典方法。一项创新扩散的时间周期与采用者人数增长的关系呈现一定的规律,以时间为横坐标,以采用者的人数为纵坐标,呈现正态分布。假设平均采用时间为 $\bar{t}$,标准差为 σ,利用这两个参数将创新采用者分为 5 类,见图 3-10。

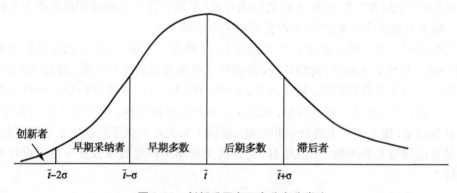

图 3-10 创新采用者正态分布分类法

(1)创新者(innovators):位于 $\bar{t}-2\sigma$ 之外,占采用者总数的 2.5%,是社会系统中最早采用创新的人。这些人一般见多识广、承担风险能力强、善于创新和冒险。

(2)早期采用者(early adopters):位于 $(\bar{t}-2\sigma)$ 和 $(\bar{t}-\sigma)$ 之间,占采用者总数的 13.5%,作为行动楷模,通常是社会系统内部最高层次的意见领袖。早期采用者对他人起着角色示范的作用,他们对周围人传达对创新的自我评价,从而影响他人的行为。早期采用者会赢得同伴的尊重,而且往往被誉为既成功又谨慎的采纳创新的典范。早期采用者在扩散中的作用,在许多研究中得到了证实。

(3)早期多数((early majority):位于 $(\bar{t}-\sigma)$ 和 $\bar{t}$ 之间,占采用者总数的 34.0%,这些人在做出创新的决策之前,往往要经过深思熟虑,考虑一段时间。因此,他们比创新者和早期采纳者需要更长的时间来做出采纳决策。他们位于早期和晚期采用者之间,在扩散过程中具有承前启后的作用。

(4)后期多数(late majority):位于 $\bar{t}$ 和 $(\bar{t}+\sigma)$ 之间,占采用者总数的 34.0%,这些人慎思多疑,对创新总是抱着小心翼翼和怀疑的态度,他们只有在感到创新是安全时才会采用,多是因为出于经济需要或社会关系不断增加的压力。群体规范的力量对他们的采用起很大作用。

（5）滞后者（laggards）：位于$(\bar{t}+\sigma)$之外，这些人是社会系统中的少数保守者，因循守旧，他们总是对创新和创新推动者持怀疑态度，甚至持反对意见。在得知某个创新后，往往要经过很长一段时间，才会做出采纳决策。

（三）创新扩散理论案例

接下来以一项西澳大利亚面向本地区儿童照护中心开展的"正确的开始，正确的饮食"计划（Start right-eat right，简称"计划"）为例，介绍创新扩散理论的实际应用（表3-12）。该计划为一项根据政府政策和法规改善儿童食品服务的激励措施，以期改善服务质量。本计划启动六周后，68个中心表示有兴趣参与计划，并且18个中心已在该计划中注册；启动6个月时，已有80个中心表示有兴趣参与，52个中心已在计划中注册；9个月时，已有76个中心在计划中注册，并且这76个中心中有66家（92%）对他们的菜单进行了更改。创新扩散理论在该计划的开展中起着重要的作用，理论各维度在计划开展过程中的关键要点内容如表3-12所示。根据罗杰斯的"S"型扩散理论，参与本计划的机构中有28家是在计划开始6周后进入计划，可认为他们是"创新者"；有13%的机构是在6个月内参与计划的，可认为他们是"早期采用者"；接下来19%的机构代表"早期多数"，是指那些愿意改变并接受创新的人。研究者预计在未来12个月内会有更多中心加入本计划。

儿童照护中心注册参与该计划的原因在于：了解营养政策、为中心已经在做的事情背书、改善服务、辅助菜单制订、协助认证、帮助孩子养成良好的饮食习惯、协助员工培训、让员工确信中心的菜单很有营养、培训地点、县中心的便利性。在项目启动3个月后各中心感知到的益处在于：改进了菜单规划、改变了中心内的当前思维、增加了菜单的多样性、帮助制定营养政策、提高了员工的知识和技能、增强了家长对于孩子们在中心吃得好的信心。而对于是否能够获奖的障碍，包括经费、允许员工参加培训覆盖率以及对员工进行长期培训的支持。

表3-12　创新要素在计划中的应用

序号	维度	关键要点
1	相对优势	（1）提高机构的管理效率，可实现员工发展与服务质量的同步提高 （2）获得更高的认证资格 （3）在竞争中赢得市场认可的重要凭证
2	兼容性	（1）与行业现有工作结构保持一致 （2）与现有政策要求保持一致
3	复杂性	对中心开展无障碍培训
4	可试验性	中心可选取两个区域先进行试验，并按照自己的进度完成
5	可观察性	州政府相关部门可为参与的中心提供推广和广告

三、社会网络与社会支持理论

（一）社会网络的概念与特点

社会网络（social network）是一种基于"网络"（节点之间的相互连接）而非"群体"（明确的边界和秩序）的社会组织形式。社会网络是由某些个体间的社会关系构成的相对稳定的系统，即把"网络"视为是联结行动者的一系列社会联系或社会关系，它们相对稳定的模式构成社会结构。社会网络具有如下特点。

（1）互惠：社会关系中资源和支持的给予和接受。

（2）强度：社会关系提供感情紧密的程度。

（3）复杂性：社会关系提供了多种功能。

（4）密度：社会关系中网络成员互相了解和相互影响的程度。

（5）同质性：社会关系中网络成员在人口学特征上的相似程度。

（6）地理分布：社会关系中网络成员居住的邻近程度。

（二）社会网络主要理论

社会网络关注的是人们之间的互动和联系，并以此来帮助我们理解人们是如何以网络化方式相互连接的。主要理论包括：强联结与弱联结理论、结构洞理论、社会资本理论等。

1. 强联结与弱联结理论　　社会网络的节点依赖联结产生联系，联结是网络分析的最基本分析单位。联结的强弱从互动的频率、感情力量、亲密程度和互惠交换四个维度来进行区分。强联结是在性别、年龄、教育程度、职业身份、收入水平等社会经济特征相似的个体之间发展起来的；弱联结则是在社会经济特征不同的个体之间发展起来的。强联结和弱联结在知识和信息的传递中发挥着不同的作用。通过强联结获得的资源常是冗余的，但能传递高质量的、复杂的或隐性的资源；弱联结是获取无冗余新知识的重要通道，有利于简单信息的传递，促进事实知识的分享。

2. 结构洞理论　　无论是个人还是组织，其社会网络均表现为两种形式：一是网络中的任何主体与其他主体都发生联系，不存在关系间断现象；二是社会网络中的某个或某些个体与有些个体发生直接联系，但与其他个体不发生直接联系，无直接联系或关系中断的现象，从网络整体来看好像网络结构中出现了洞穴，因而称作"结构洞"。

3. 社会资本理论　　指节点所拥有的表现为社会结构资源的资本财产。它们由构成社会结构的要素组成，主要存在于社会团体和社会关系网之中。个人参加的社会团体越多，其社会资本越雄厚；个人的社会网络规模越大、异质性越强，其社会资本越丰富；社会资本越多，则摄取资源的能力越强。由于社会资本代表了一个组织或个体的社会关系，因此，在一个网络中，一个组织或个体的社会资本数量决定了其在网络结构中的地位。在社会网络结构中，地位决定了对资源获取力的大小及其对其他个体的影响力。

三个理论之间联系紧密，结构洞理论与联结重要性的假设有很强的渊源，结构洞之内填充的即是弱联结，因而结构洞理论可以看作是强联结与弱联结理论的进一步发展、深化与系统化。另外，结构洞与社会资本有关，主体拥有的结构洞越多，具有的社会资本越多。

（三）社会支持的概念

对于社会支持与健康关系的研究浪潮兴起于 20 世纪 70 年代，社会支持这一概念最早出现在心理学研究中，后来由医生兼流行病学家 Cassel 和 Cobb 开创性地将社会支持与身体健康联系到了一起，并指出了社会支持对于身体健康的保护性作用。在心理健康方面，特别是在人们面对压力较大的生活环境时，社会支持具有缓解压力，增强心理幸福感和心理适应的功能。目前社会支持尚没有统一的定义，一般认为，社会支持指一定社会网络运用一定的物质和精神手段对人们进行无偿帮助的行为的总和。学者 Gottlieb 给出的定义是，社会支持是指被支持者能够感知到的有效的社会资源，或者由正式的团体或非正式帮助关系中的非专业人员实际提供给被支持者的社会资源。

　　根据支持主体的不同,社会支持分为:①由政府和正式组织(非政府组织)主导的正式支持;②以社区为主导的准正式支持;③由个人网络提供的社会支持;④由社会工作专业人士和组织提供的专业技术性支持。支持客体通常指弱势群体,即为弱势群体提供精神和物质资源,以帮助其摆脱生存和发展困境。

　　社会支持理论基于对弱势群体需要的假设,即在对弱势群体形成科学认知的基础上,判定弱势群体需要什么样的资源才能改善和摆脱现存的不利处境。并且从心理学角度,支持主体所提供的社会支持,需要被客体感知到,只有感知到的社会支持才有意义。

(四)社会支持的功能

　　1. 情感支持　是指表达理解、关心、安慰、信任,并且能够让人感受被珍视、被爱、被关心的支持。情感支持是按照功能分类的社会支持中,对人的生活质量影响最大的支持。

　　2. 工具性支持/实际性支持　是指提供切实的、具体的、直接帮助的支持,例如整理家务、借钱、帮忙跑腿、处理日常琐事等。工具性支持/实际性支持通常在紧急情况并且有解决方法时,发挥更大的作用。

　　3. 信息支持　是指能够提供解决困难的信息,以帮助被支持者克服困难的支持。典型的信息支持包括提供意见或建议,或者对某人解决问题提供信息方面的指导。

　　4. 评价性支持　是指通过正面的表扬、反馈或者表达,对被支持者解决某一问题或应对某一困难的能力表示信任来进行的支持。通常该类支持会增强被支持者的自尊心或胜任感。

(五)社会支持的效果

　　1. 积极支持　是指能够产生正面效果的社会支持。比如,通过建议被支持者按时服药,能够促进被支持者的身体恢复;聆听被支持者的困扰,从而缓解其压力等。

　　2. 消极支持　并不是所有的支持都能产生积极正面的影响。不良的社会关系或者不恰当的社会支持会给被支持者带来压力和更多麻烦,从而产生不良的后果,这类社会支持就被称为消极支持。

　　消极支持中包括意料之外的支持失败,即一些以帮助为目的,但因为方式和方法不恰当而产生不利影响的支持。很多情况下,消极支持产生的原因均是因为提供支持的方式不正确。比如,面对癌症患者,我们会倾向于鼓励癌症患者积极乐观地面对,所以会想办法尽量回避癌症患者所面对的问题。这样的鼓励看上去是一种安慰,但是这种安慰和鼓励,对于癌症患者来说并不一直都是积极的。很多癌症患者表示,当他们真的想讨论所面对的问题时,这种鼓励和回避困难并不能起到安慰和鼓励的作用,反而让他们没有办法排解心中的担忧,并面临与人沟通的困难。

(六)社会网络研究案例

　　下面以一项探究"含糖饮料摄入量与儿童社交网络偏好之间关联的研究"来对社交网络在营养行为研究中的作用进行展示。既往的研究中将儿童社交网络的人际交往水平分为三级:第一级为内在层面,包括态度、自我激励;第二级为人际交往层面,包括家长、朋友、看护者;第三级为组织层面,包括学校、社会等。本研究重点关注人际交往层面的人际交往与儿童含糖饮料摄入之间的关系。在本研究中调查的变量包括含糖饮料消费量、儿童直接社交网络成员的饮料偏好、儿童锻炼习惯、儿童学校及家庭的环境。本案例是在纽约某综合医疗保健中心进行的横断面研究。对参与研究的儿童、护理人员进行问卷调查,问卷共包含 63 条题目，其中包括参与调查的标准（Q1～Q4）、人口统计学情况（Q5～Q11）、过去 24 小时饮料摄入情况（Q12～Q32）、运动和活动习惯（Q33～Q42）、瞬时社交网络（Q43～Q51）、家庭和学校环境（Q52～Q58），以及对健康食品和饮食的自我评估态度（Q59～Q63）。对于8～12 岁的患者，Q3～Q42 是针对患者及护理人员的，Q43～Q63 仅针对患者；对于 13～17岁的患者，Q3～Q11 是针对患者和护理人员的，Q12～Q63 仅针对患者。对含糖饮料摄入量较高的研究对象与摄入量较低的研究对象进行比较发现：含糖饮料摄入量较高的儿童，在其直接社交网络的对象中，报告喜欢摄入含糖饮料的人概率更高；如果孩子的直接社交网络对象将含糖饮料列为他们最喜欢的饮料，那么孩子就有更高的可能摄入更多的含糖饮料。

表 3-13 比较了不同的饮食行为干预理论的干预水平及具体干预方法和目标等。

表 3-13 饮食行为干预理论比较

理论或模型	干预水平	核心信息	干预维度	具体干预方法和目标
健康信念模式	个体或群体	人们在决定是否采纳某种健康行为时，首先要对疾病的威胁进行判断，然后对预防疾病的价值、采纳健康行为对改善健康状况的期望和克服行动障碍的能力作出判断，最后才会作出是否采纳健康行为的决定	感知到易感性	通过宣传，激发干预对象对不健康饮食行为可能引发疾病的易感性和严重性的认识和思考
			感知到严重性	
			感知到益处	使干预对象了解改变不健康饮食行为会产生哪些益处，包括健康、经济等多个方面的益处
			感知到障碍	采取不同的方式，如远离促成不健康饮食行为的环境，通过同伴鼓励等方式解决在不健康饮食行为改变过程中遇到的障碍和困难
			自我效能	通过激励、家人支持、自身技能提升等来提高自我效能，提高个体改变不健康饮食行为的信心
保护动机理论	个体或群体	在个体面对潜在的危险时，首先会进行威胁评估，即评估该危险的严重性及自身的易感性，然后会对个体所能采取的应对措施进行应对评估，及评估个体自身的自我效能、反应效能，从而对危险产生保护意愿进而实施保护行为	严重性	通过宣传，激发干预对象对不健康饮食行为可能引发疾病的严重性和易感性的认识和思考
			易感性	
			威胁评估	通过疾病严重性和易感性的认知进而评估自身面临的威胁
			反应效能	使干预对象了解并相信改变不健康饮食行为、执行健康饮食行为会带来的益处
			自我效能	通过激励、家人支持、自身技能提升等来提高自我效能，提高个体改变不健康饮食行为的信心
			应对评估	综合评估自身执行行为应付威胁的效能

理论或模型	干预水平	核心信息	干预维度	具体干预方法和目标
行为改变阶段理论	个体或群体	人的行为改变是一个过程而不是一个实践，而且处在每个行为改变阶段的人都有不同的需要和动机，只有针对其需要提供不同的干预帮助，才能促进干预对象向下一阶段转变，最终采取有利于健康的行为	没有打算阶段	通过宣传使不知道或没有意识到自己存在不利于健康的饮食行为及其危害性的个体意识到危害，转入下一阶段
			打算阶段	强化改变不健康饮食行为的益处，通过多种途径弱化行为改变过程中可能遇到的困难和障碍，激发个体进入行为改变准备阶段
			准备阶段	帮助个体制订改变不健康饮食行为的具体目标，制订行为改变的计划，提供所需的知识和技能，促进行动形成
			行动阶段	强化社会支持，避免因社会支持不足导致的行为改变失败，促进行为习惯的形成
			维持阶段	通过随访加强管理，避免行为的退回
知信行理论	个体或群体	了解了有关的健康知识，建立起积极、正确的信念和态度，才有可能主动地形成有益于健康的行为，改变危害健康的行为	知识	提供有关健康饮食行为的知识
			态度和信念	促进建立积极正确的、改变危害健康饮食行为的态度和信念
			行为	最终形成有益健康的饮食行为
计划行为理论	个体或群体	行为发生与否最重要的影响因素是人们的行为意向，即是否有意图或打算采取行动，同时当一个个体能比较准确地认识到采纳行为的困难，有信心、有办法克服，才能诱发行为	对行为的态度	提供健康饮食行为的一般信息和行为的结果，促进态度的转变
			主观行为准则	提供他人健康饮食行为信息和提供家人、同事、领导的支持，正向促进行为养成
			知觉行为控制	主要是减少并解决障碍和困难，增强自我效能感，增强形成健康饮食行为的信心
社会认知理论	人际	主要是以个人、行为、环境三者之间的交互作用、相互影响的关系来解释人的行为	个人的自我效能	提高个体可以形成健康饮食行为的信心
			通过观察来学习他人的行为	通过观察别的个体的行为来构建自己的行为
			环境激发	营造积极的支持健康饮食行为的环境

理论或模型	干预水平	核心信息	干预维度	具体干预方法和目标
创新扩散理论	人际及社区	指一项新事物（新思想、新工具、新发明、新产品）通过一定的传播渠道在整个社区或某个人群中扩散，逐渐为社区成员所了解与采用的过程	目标人群的需求 目前的态度和价值观	了解目标人群对新的饮食行为的态度和认识，在此基础上提出某种新的饮食行为要符合目标人群的特点和需求
			对创新可能做出的反应	人群对于新行为的接受程度不一，可分为创新者、早期采纳者、早期多数、后期多数、滞后者，对于不同的人采取不同的干预策略并善用早期采纳者的意见领袖的作用
			促进其采纳创新的因素 阻碍其采纳创新的障碍	强化其采纳新的健康饮食行为的因素，弱化或者消除阻碍其采纳新的饮食行为的因素
社会网络和社会支持理论	人际及社区	社会网络是社会成员之间因为互动而形成的相对稳定的关系体系，在社会网络中能获得情感支持、工具性支持、信息支持、以及评价性支持	社会网络	加强人们之间的互动和联系，由此相互影响健康饮食行为
			社会支持	充分发挥各种社会支持的作用，促进健康饮食行为的形成

（孙昕霙 陈雪莹 樊理诗）

参 考 文 献

[1] 吕姿之. 健康教育与健康促进 [M]. 2 版. 北京：北京大学医学出版社，2002.

[2] RAYMOND G. MILTENBERGER. 行为矫正——原理与方法 [M]. 石林，等译. 北京：中国轻工业出版社，2015

[3] 马骁. 健康教育学 [M]. 北京：人民卫生出版社，2012.

[4] 吴爱纯，费世枝. 认知行为疗法改善维持性血液透析患者营养状态的临床研究 [J]. 中国康复，2019，34（7）：364-367.

[5] 吴萌. 营养教育对肝硬化患者饮食知信行的干预效果分析 [D]. 长春：吉林大学，2019.

[6] 李颖. 运用计划行为理论探讨 2 型糖尿病患者饮食治疗依从性影响因素 [D]. 保定：河北大学，2017.

[7] ROSENSTOCK I M, STRECHER V J, BECKER M H. The health belief model and HIV risk behavior change[M]. Springer US，1994.

[8] ABOOD D A, BLACK D R, FERAL D. Nutrition education worksite intervention for university staff: application of the health belief model[J]. J Nutr Educ Behav，2003，35（5）：260-267.

[9] DASHTI S, DABAGHI P, TOFANGCHIHA S. The effectiveness of training program based on protective motivation theory on improving nutritional behaviors and physical activity in military patients with type 2 diabetes mellitus[J]. J Family Med Prim Care，2020，9（7）：3328-3332.

[10] FINCKENOR M, BYRD-BREDBENNER C. Nutrition intervention group program based on preaction-stage-oriented change processes of the Transtheoretical Model promotes long-term reduction in dietary fat intake[J]. J Am Diet Assoc, 2000, 100 (3): 335-342.

[11] BAGHERNIYA M, SHARMA M, DARANI F M, et al. School-based nutrition education intervention using social cognitive theory for overweight and obese iranian adolescent girls: a cluster randomized controlled trial[J]. Int Q Community Health Educ, 2017, 38 (1): 37-45.

[12] POLLARD C, LEWIS J, MILLER M. Start right-eat right award scheme: implementing food and nutrition policy in child care centers[J]. Health Educ Behav, 2001, 28 (3): 320-330.

[13] DUH-LEONG C, BRAGANZA S. Social networks and sugar-sweetened beverage consumption in a pediatric urban academic practice[J]. Behav Med, 2018, 46 (1): 1-8.

第四章　健康传播的理论和实践

第一节　概　述

在营养教育与咨询工作中，专业人员向咨询对象及公众传递有关营养的知识和信息，帮助他们养成健康的饮食行为，同时也通过各种渠道了解他们是否真正接受了科学的信息或采纳了健康的行为，或者在某一过程中遇到了什么问题，适时提供必要的帮助等，这种知识和信息的传递与收集活动就是健康传播。为了取得更好的教育与咨询效果，专业人员需要了解传播和健康传播的基本理论、熟悉人与人间沟通方式和各种宣传形式的特点、能够利用或制作教育与咨询过程中使用的各类宣传材料，组织适当的健康传播活动。营养教育与咨询的许多场合，如讲座、小组讨论、大型传播活动、新媒体宣传等，都是健康传播的具体应用形式。因此，对于传播学和健康传播理论的学习和深入理解，是十分必要的。本章将重点讲述主要的传播学理论，如何开展具体的营养咨询、营养教育和营养宣传活动，分别在第五章、第六章和第七章中进行介绍。

传播是一种普遍的社会行为，伴随人类历史从古至今代代相传。人们从最简单的打手势、记刻符号、面对面交谈，发展到通过广播、电视、互联网等现代化传播手段来交流信息和情感，极大地丰富了人类的生活，推动了社会发展。人们每天都在不停的以各种方式传递各类信息，同时也在通过各种渠道接受各种信息，这些信息交流活动，便是传播。简单地讲，传播就是传递、散布、交流信息（包括思想感情）的行为和过程。更具体地说，传播是一种社会性传递信息的行为，是个人之间和集体之间，以及个人与集体之间交换、传递信息的过程。一个完整的健康传播过程不仅是发送信息，同时要收集反馈信息。

一、定义

（一）传播

传播（communication）一词的本意为"共同分享"，它通常是指人与人之间通过一定的符号进行的信息交流与分享，是人类普遍存在的一种社会行为。传播学是研究人类制作、储存、传递和接受信息等一切传播活动，研究人们之间交流与分享信息关系一般规律的学科。

（二）健康传播

健康传播（health communication）既是传播学的一个分支，也是组成部分。是指以"人人健康"为出发点，运用各种传播媒介的渠道和方法，为维护和促进人类健康的目的而制作、传递、分散、交流、分享健康信息的过程。健康传播是一般传播行为在医疗卫生领域的具体运用和深化，有其独特点和规律性。

二、健康传播的核心模式与理论

（一）传播要素

1. 传播者（communicator） 是指在传播过程中"传"端的个人（如有关领导、专家、医生、讲演者、节目主持人、教师等）或团体（如报社、电台、电视台等），是信息的主动发出者和媒介的控制者。在社会传播中，传播者既可以是个人，也可以是群体或组织。

2. 信息与讯息（information and message） 信息泛指情报、消息、数据、信号等有关周围环境的知识；讯息是由一组相关联信息符号构成的能够表达某种完整意义的信息，是信息内容的实体。传播者了解到的信息不能直接投射给受传者，信息必须转变为讯息才能传播出去。比如当咨询师（传播者）看或听到咨询对象（受传者）在午餐时只吃米饭和肉类，而不吃蔬菜时（这即为一则信息），会一边说"您午餐的食谱中没有蔬菜"，一边打开膳食宝塔图片告诉咨询对象应吃的蔬菜种类和数量（这即为一条讯息，由语言＋动作＋图片三种符号构成一则讯息），这样才能实现由咨询师了解信息、继而咨询师利用不同符号构成讯息传播给咨询对象的一个传播过程。健康信息（health information）泛指一切有关人的健康知识、技术、技能、观念和行为模式，即健康的知、信、行，如戒烟、限酒、限盐、控制体重、合理膳食、有氧运动、心理平衡等预防慢性病的健康信息。

3. 媒介和渠道（media and channel） 又称传播渠道、信道、手段或工具，是讯息的载体，传递信息符号的中介，也是将传播过程中的各种因素相互连接起来的纽带。一般特指非自然的电子类、印刷类及通俗类传播媒介，如纸条、传单、信件、挂历、书刊、杂志、报纸、广告牌、电话机、传真机、收音机、电视机、光碟（LD、VCD、DVD）、计算机及电脑互联网络等。

4. 受传者（audience） 是指在传播过程中"受"端的个体或团体，即讯息的接收者和反应者，传播者的作用对象。受传者并不是一种完全被动的存在，也可以通过反馈活动来影响传播者。受传者同样既可以是个人，也可以是群体或组织。受传者和传播者并不是固定不变的角色，在一般传播过程中，这两者能够发生角色的转换或交替。受传者一般被视为信息传播中的被动者，但其却拥有接受或不接受和怎样接受传播的主动选择权，以及表现出日益多样化、"众口难调"的信息需求差异。

5. 效果（effect） 是指受传者接受信息后产生的反应，包括情感、思想、态度、行为等方面发生的反应。

6. 反馈（feedback） 是指传播者获知受传者接受信息后的心理行为反应。及时的反馈是使传播活动生动活泼地进行下去的重要条件。反馈越及时、充分、真实、准确无误，则越有利于传播双方的信息沟通。在交流活动中，反馈可以存在，也可能不存在；可能是直接的，也可能是间接的；可能是受传者主动的反馈，也可能是传播者主动的收集。

各传播要素之间的关系见图4-1。

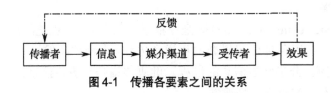

图4-1 传播各要素之间的关系

人们通过信息交流和分享,在传播活动中建立起来的相互关系称为传播关系。建立传播关系必须依靠共同经验域、契约关系和反馈这三个基本传通条件。

1. 共同经验域(又称共同经验范围)　是指在传播过程中传受双方对信息能够共同理解、相互沟通、产生共识的经验范围;也指传受双方对传播媒介使用及理解的共识范围。共同经验域是传播学里一个极为重要的概念。传播双方有没有共同经验范围(共同的语言、知识、生活经历、经验和认识过程等),在传播中就会出现"酒逢知己千杯少"和"话不投机半句多"两种截然不同的局面。找到"共同语言"常常是良好传播关系的开端。

2. 契约关系　是指在传播活动中传受双方相互依存的一种默契关系,传受双方以此来约束各自的传播行为。如在广播热线节目中,主持人与其固定听众之间的关系;在咨询门诊服务中,咨询医生与求询者之间的相互信赖与理解的关系。这在传播关系中是一个必不可少的因素。

3. 反馈　见上。

(二)拉斯韦尔模式

拉斯韦尔提出的传播过程是:①谁(who)? ②说了什么(say what)? ③通过什么渠道(though which channel)? ④对谁(to whom)? ⑤取得什么效果(with what effect)?

拉斯韦尔模式(图 4-2)较为完整地涉及了传播过程中的基本要素,奠定了传播学研究的范围和基本内容。但是,拉斯韦尔模式也存在一些问题,这些问题也是早期传播研究的共同特征。一方面,它过高估计了传播效果;另一方面,它忽略了反馈要素,没有揭示人类社会传播的双向和互动性质。

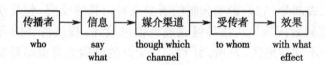

图 4-2　拉斯韦尔模式

(三)双向模式

美国学者施拉姆用双向传播模式(图 4-3)把传播描述为一种有反馈的信息双向循环往复的过程,这一模式不对传播者和受传者进行区分,传播双方在传播过程中互为主客体,都是传播行为的主体,在传播过程的不同阶段依次、交替扮演着符号者、解释者和释码者的角色。这个模式能够体现人际传播,特别是面对面传播的特点,却不能适用于大众传播的过程。

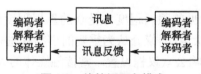

图 4-3　施拉姆双向模式

(四)创新扩散理论

创新扩散理论(详见第三章,图 4-4)提示我们在创新扩散过程中,最初应尽量发挥大众传播媒介及时、迅速、广泛的优势,而当人们对新事物普遍了解、充分把握以后,尽量调动人际渠道的积极性,借助人际网络传播劝服性信息,以产生预期效果。

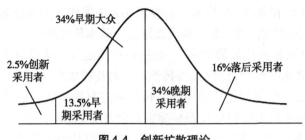

图 4-4　创新扩散理论

（五）框架理论

框架（frame）是指在传播活动中，传受双方如何理解彼此符号、相互约定、产生互动的诠释规则。框架可以分为个人框架和组织框架。个人框架是个体在感知和解读信息过程中所使用的准则，例如面对同样一则吸烟有害健康的广告，有些人可能很受触动认真琢磨，有些人可能觉得"这些广告都是吓唬人的，不值得一提"，因为人们的认知准则不同。组织框架是一个组织对信息进行处理的认知结构或定性准则，一个组织会根据其对信息性质的基本判断及组织动机、立场、倾向和态度，对信息进行处理，例如同样一则医疗纠纷事件的新闻，不同媒体的报道立场和态度可能很不相同。

受众框架（audience frame）指的是受众个人接触和处理大众传播信息的认知结构和诠释规则。受众框架产生于受众的社会生活经验和既有的态度、价值观及行为取向，并引导着受众对新信息的处理。受众的既有倾向、群体规范、社会关系网络和选择性接触等是受众框架的重要组成部分，它们影响和制约着受众对信息的反应，使受众在信息面前具有一定的主动性。框架效应理论可指导健康教育信息设计，提高内容的有效性。不同类型的框架设计适用于不同的地区、场所，针对不同受众的健康教育策略需要目标化和个性化设计。

（六）议程设置理论

议程设置是指大众传播可为公众设置议事日程，能够告诉读者"想什么"。传播媒介中的信息传播，通过以赋予各种议题不同显著性的方式，影响着人们对周围世界"大事"及其重要性的判断，这被称为议程设置理论。议程设置理论包括以下观点。

1. 大众传媒尽管不能决定人们对某一事件或意见的具体看法，但是可以通过提供相应的信息与安排相关的议程来左右人们关注某些事实和意见，即新闻媒介提供给公众的是他们的议程。

2. 大众传媒对事物和意见的强调程度与受众的重视程度成正比。受众会因媒介突出某事物而改变对其重要性的认识，对媒介认为重要的事物首先采取行动。

3. 接触传媒的多少会影响公众议程设置。常接触媒体的人，其个人议程和媒体议程有更多的一致性。

4. 媒介对受众的影响，除了媒体强调哪些议题、如何表达议题、促使人们关注哪些议题外，还会产生对态度和行为的影响。

第二节 传 播 分 类

人类的传播活动纷繁复杂、形式多样。例如,传播过程中信息的表达形式很多,可以利用语言、文字、图片、表情等;在选择媒介时,可以有印刷媒介传播(如宣传栏、海报、杂志、书籍等)、电子媒介传播(如电视、LED 屏、手机短信等)、数字媒介传播(如微博、微信、网站等);在进行咨询和教育活动时,还可以将不同人数的受众组织起来,开展干预活动(如自我传播、人际传播、群体传播、组织传播等)。随着技术的发展,新媒体成为继报刊、广播、电视等传统媒体后迅速发展起来的媒体形态。在新媒体语境下,健康传播的传播者、受传者、内容、渠道以及评估都发生了巨大变化,掌握这些变化有助于顺应时代发展,与时俱进地开展健康传播。

在开展活动时,要根据咨询对象的特点、爱好、知识来源和途径、教育程度、年龄、民族、宗教信仰、健康状况等进行综合了解和评估,然后选择合适的信息表达形式、传播媒介方式和活动类型进行组合,以取得较好的效果。以下将从传播范围和传播媒介利用两个角度,对传播分类和特点进行介绍。具体营养咨询和宣传活动的内容将在本书第五、六和七章进行介绍。

一、自我传播

(一)概念

自我传播又称内向传播、人内传播,指个人接受外界信息后,在头脑内进行信息加工处理的过程,是不以交际为目的的、个人心理活动的内在表现和外在表现。自我传播活动中,信息传播者和受传者集于一体,是作为意愿和行为主体的主我及作为他人社会评价和社会期待的代表的客我之间所进行的交流。

(二)特点

1. 自我传播的传播者和受传者都是同一个人,这种传播通常不使用传播媒介。一个人对自身周围所发生的某一事件、某一现象或某一问题进行观察和思索,就是自我传播的信息源。对所观察事件作出的分析和判断,就是通过大脑接收和处理信息阶段。信息处理的结果表现在行动上,即对所观察和思索的问题表示赞同或反对,或找到对策。

2. 自我传播是一种主我和客我的交流活动。在这种交流过程中,主我和客我进行自由沟通以达到自我的内部平衡调节,通过这种思维活动进行正常的信息编码,以保证人类其他传播活动的正常进行。

3. 自我传播既是出于个体的自我需要,也是出于个体的社会需要,是个体为了及时对周围变化的环境做出适应而进行的自我调节。自我传播通过视、听、味和触觉的协调,对客体进行回顾、记忆、推理、判断。

4. 自我传播具有很明显的心理学特征,因为自我传播过程的实质就是人的思维过程。人脑中存储信息的多少在很大程度上决定着人内向交流的活跃程度。一个思维活跃、思想丰富、富于想象的人,其实就是其内向交流活跃的结果。

5. 自我传播是其他一切传播活动的基础,任何一种其他类型的传播,如人际传播、群体传播、大众传播等，都必然伴随着自我传播的环节，而自我传播的性质和结果，也必然会对其他类型的传播产生重要影响。

二、人际传播

（一）概念

人际传播也称人际交流，是指人与人之间一种直接的信息沟通活动。这种交流活动主要通过语言完成，也可以通过非语言的方式进行，如动作、手势、表情、信号（包括文字和符号）等，是传播活动中一种古老而普遍的方式。

人际传播可以分为个体与个体之间、个体与群体之间、群体与群体之间三种形式。个体间的传播形式有交谈、访问、劝告、咨询等；个体与群体间的传播形式有授课、报告、演讲、讲座等；群体间的传播形式有会谈、座谈、讨论等。咨询和讲座在第五章和第七章中将会详细介绍。

（二）特点

1. 交流双方形成双向性信息交流，直接、充分、准确、简便易行，不受机构、媒介、时空等条件限制。

2. 交流双方可以立即得到反馈，双方可以即时了解对方对信息的接受程度和传播效果。

3. 有益于提高传播的针对性并可及时调整传播策略，可以对双方的态度和行为产生更深刻影响。

4. 与大众传播比较，人际传播速度慢、信息量小、传播范围相对较小。

5. 人际传播以语言、身体语言等为主，在多级人际传播活动中，由于受传者理解能力、知识背景等差异，难以保证信息的完整和准确，从而造成信息失真。

6. 利用人际传播开展健康知识传播时，还应考虑到可能影响传播效果的因素，如：健康教育者与教育对象之间存在社会文化差异，语言不通等；各种原因如忙碌、病痛、对传播者不信任等，导致传播对象对接受新信息的消极态度；受传者文化程度低，接受、理解和记忆信息的能力差；传播者缺乏好的传播技能；矛盾的信息来源，形成对健康信息的干扰。

三、群体传播

（一）定义

群体是指具有特定目标和共同归属感、成员间存在互动关系的复数个人的集合体。群体成员具有共同或接近的社会属性或目标取向，具有以"我们"意识为代表的主体共同性。群体是社会的中观系统，是"局部社会"。

群体是广义概念，不仅包括家庭、朋友、近邻街坊、娱乐伙伴等初级群体，也包括具有某种共同社会属性的间接社会集合体，即次级群体，如同性别、同年龄、同职业、同阶层等；既包括联系松散、自发形成的社会群体，也包括存在制度化严密分工和严格纪律的职能群体（组织），如政党、军队、团体、企业等。

群体健康传播是指群体成员间进行健康信息和情感的分享交流。疾病和健康是群体成员间信息互动的主要内容，通过群体成员之间的交流达到了解健康信息、学习健康知识、掌握健康技能、养成健康行为，进而达到改善健康、预防疾病、改善治疗或促进康复的目的。小组活动和同伴教育是最常用的方式。小组活动和不同场所开展营养教育的相关内容在第六章和第七章中有具体介绍。

（二）特点

1．群体成员的关系建立常常是基于共同兴趣、爱好、生活目标、健康问题或以感情为纽带，成员之间容易分享健康信息。

2．群体中部分成员的健康技能很快能够被其他成员学习和模仿。

3．群体成员间的互相鼓励、支持，以及成功经验的模范作用，可以促使成员自我效能感的增加。

4．群体成员互相的学习和模仿，以及群体的社会支持，可以促进相关健康行为的养成。成员之间往往会通过群体压力、群体规范、群体文化的影响，改变自己的健康观念、行为习惯和生活方式。

5．加入群体既可以给成员带来心理上的安全感、群体成员间的互动交流，又使得健康相关知识、行为得以改善，可能会促进成员健康状况的改善。

6．相对于其他传播方式，群体传播的优势主要体现在除外健康信息、知识和技能的交流分享，在群体压力和群体规范下，对自我效能改善、行为习惯养成发挥着重要的作用，同时在心理健康方面的作用也相对突出。与此同时，也正是由于群体压力、群体规范存在的情况，群体传播的劣势也突现出来，在不能保证分享的健康信息、知识和技能的科学性时，其负向作用就比较难以控制。

四、组织传播

（一）定义

组织是指人们为实现共同目标而承担不同的角色分工，在统一的意志之下从事协作活动的社会集合体。在一个组织中，通常会有专业化的部门分工、职务分工和岗位责任制，以及系统的阶层制或等级制。

组织传播就是以组织为主体的信息传播活动。它包括两个方面，一是组织内传播，二是组织外传播，这两个方面都是组织生存和发展必不可少的保障。

（二）特点

1．组织传播的总体功能 是通过信息传递将组织的各部门、各岗位联结成一个有机整体，以保障组织目标的实现和组织的生存与发展。其具体内容包括：①内部协调；②指挥管理；③决策应变；④形成共识。

2．组织内传播的正式渠道 正式传播渠道指信息沿着一定的组织关系和环节在组织系统内流通的过程。其传播形式可分为两种，即横向传播和纵向传播。一般来说，横向传播双向性强，互动渠道畅通，通常是同级部门或岗位之间互通情况、互相协调的信息交流活动。纵向传播则有单向流动的性质，因而，根据信息的流向，纵向传播又区分为下行传播和上行传播。下行传播通常是有关组织的目标、任务、方针、政策或行动的信息自上而下得到传达贯彻的过程。上行传播则是下级向上级汇报情况，提出建议、愿望和要求的信息传达活动。

3．组织内传播的非正式渠道 非正式传播渠道是指制度性组织关系以外的信息传播渠道，包括组织内的人际传播和非正式的小群体传播。组织内非正式传播交流的信息广泛而自由，信息交流具有双向性和平等性，本意交流和感情交流的成分多。既可以弥补正式传播渠道的不足，在组织内营造积极、健康、活跃的人文环境，又可以增进成员一体感和向心力，调动成员发挥积极性，推动组织目标的实现。

五、大众传播

（一）定义

大众传播指职业传播者通过大众传播媒介（报纸、杂志、广播、电视等），将大量复制的信息传递给范围广泛、为数众多的社会大众的社会实践活动全过程。传统的大众媒介包括报刊、书籍等印刷类大众传播媒介和广播、电视等电子类大众传播媒介；随着互联网发展，门户网站、职业网络传播者日益增加，数字媒介也具备了大众媒介的特征。

（二）特点

1. 大众传播的传播者是从事信息生产和传播专业化的媒介组织。这些媒介组织包括报社、杂志社、电视台、电台以及以大量生产为目的的音乐、影像制作公司等。

2. 大众传播是运用先进的传播技术和产业化的手段进行的信息生产和传播活动。大众传播的发展离不开印刷术和电子传播技术的发展。高速轮转机的发明使大规模的印刷得以实现，远距离传播技术的发展使广播、电视成为了主要的传播媒介。如今，激光印刷、通信卫星、网络技术等科技的发展，使大众传播在规模、效率、范围上都有了突飞猛进的发展，成为现代信息产业的主要组成部分。

3. 大众传播的对象是社会上的普通大众。只要接收到大众传播信息的人都是大众传播的对象，大众传播是以满足社会一般人众信息需要为目的的，信息生产与传播不分阶层和群体。

4. 大众传播的信息具有商品属性和文化属性。传播组织作为以信息为产品的产业，其产品价值是通过市场实现的。大众所看的报纸、电视都是需要支付一定费用的，即信息具有普通的商品属性。但是信息又不同于其他普通满足人们生理需要的产品，人们对信息的消费是精神上的消费，即意义的消费。意义是社会文化的产品，这里所指文化是广义的文化，包括法律、宗教、社会意识形态、价值观念、道德等方面，因此我们说信息具有文化属性。

5. 大众传播的性质是单向性信息传递过程。不是说大众传播没有互动性，只是互动性很弱，受众可以通过热线电话和写信进行信息反馈，但是这种信息反馈缺乏即时性和直接性。大众传播的单向性具有两个方面的局限性，一是传播渠道，传播组织作为单方面的传播组织，其传播内容、受众只能在限定的范围内接收到，具有一定的被动性；二是没有灵活的反馈机制，受众对于媒介组织的传播活动缺乏直接的反作用力。新媒体的使用（如微信、微博、二维码）提高了大众传播的互动性。

6. 大众传播是制度性传播。大众传播是大规模的信息生产、传播活动，其传播内容与社会行为规范和价值观念具有直接关系，其传播过程具有强大的社会影响力，因此很多国家将大众传播纳入社会制度的轨道。

7. 利用大众传播开展健康知识传播时，还应考虑到一些可能影响传播效果的因素，如广播杂音、影像图像失真等；人为因素干扰如技术水平低、工作态度消极、讯息制作质量差等；受众所在区域没有建立传播活动所需媒介或出现媒介故障，如没有广播线路或喇叭就无法接收有线广播的信息、没有收音机就无法接收无线电信息、没有电视机就无法接收电视信号、邮递员不送报就无法从报纸获得信息、没有网络就不能使用微信和微博等。大型宣传活动的开展在第七章中有具体介绍。

六、新媒体传播

（一）定义

新媒体是相对于传统媒体而言，是在报刊、广播、电视等传统媒体以后发展起来的新媒体形态，是在信息技术高度发展后，新的信息技术支撑体系下的媒体形态。当前新媒体是指利用现代数字基础、网络基础以及移动通信技术，并借助现代互联网、无线通信网以及卫星等渠道进行信息传播，而以电视、计算机、手机为接收终端，向用户传播视频、音频、游戏等信息或娱乐服务的一种传播形式的总称。

当前新媒体的具体形式包括数字杂志、数字报纸、数字广播、手机短信、移动电视、网络、桌面视窗、数字电视、数字电影、触屏媒体、搜索引擎、门户网站、垂直网站、博客、微博、微信、其他应用程序等。新媒体作为一种新兴的媒介形式，在现代传媒中占据越来越重要的位置。在健康信息的产生、发布，对大众的影响力方面发挥着越来越重要的作用，使健康传播的渠道更加多元化。如何利用新媒体开展传播活动在第七章中有具体介绍。

（二）特点

利用新媒体开展健康传播，首先要认清当前所处的传播环境，称之为新媒体传播环境。与传统媒体传播环境不同，新媒体传播环境有数字化、移动化、互动化、海量化、分众化、社交化、圈群化、智能化等特点。

1. 数字化是新媒体的技术基础，信息技术的发展使得文字、图像、声音等各种传播内容都能够转化为数字信号并在网络上传播。使信息能够实现方便地复制、保存。

2. 随着信息技术的发展，手机已经从一种人际沟通的通讯工具发展为兼具人际传播、群体传播、大众传播属性的迷你型电脑，使得移动化成为可能。

3. 新媒体中传播是双向或多向的，受众在获取信息的同时，还可以利用平台提供的渠道进行评论、投票、点赞、跟帖等交流行为。这种互动，使受众享有了前所未有的参与度，从而使受众由被动变主动，极大地提高了受众的参与性和积极性。同时受众自己也可以发布信息，从而转变为传播者。每个人都可以成为信息的生产者、传播者和接受者，形成了网状的传播模式。

4. 新媒体传播环境下具有海量的数据，即通常所说的大数据，网络存储和发布的信息量几乎可以达到无限，因此被形象地比喻为"海量"。当前已进入信息爆炸时代，专业机构面临的挑战更加严峻，如何才能将科学、准确的健康信息传递给公众，也只有做到更加精准，对健康信息的设计制作要求更高，才能在海量的信息中脱颖而出，吸引公众注意。

5. 新媒体用户不仅可以实现个人定制，选择自己感兴趣的内容和信息，还可以根据用户定制内容的特点，向受众投送其需要的信息，客观上实现了分众传播和精准投放。

6. 关系驱动是社交网络赖以生存的基础。社交化为内容和用户注入了社交动力，使用户被成功激活为传播渠道，将用户作为新的生产力嵌入到媒体的生产系统中，他们可以在参与的过程中释放内容生产力。

7. 随着互联网技术的发展，互联网空间上涌现出了大量的虚拟社群，学术界称之为"网络圈群"。网络圈群是一个新兴概念，通常特指网友群体因某种特定原因组合形成的网络聚合空间,其本质是社会群体的互动。按照组建基础,网络圈群可以分为四种类型:关系型圈群、兴趣型圈群、地理位置型圈群和临时事务型圈群。人们可以在不同的网络圈群中扮演形形色色不同的角色。就健康传播而言,紧密结合不同圈群的兴趣爱好特点,有针对性地在该圈群传播其成员感兴趣的健康知识或发起话题,会起到事半功倍的传播效果。

8. 智能化被视为未来媒体发展的基本趋势之一,以人工智能、数据分析、物联网为代表的新传播技术,深层改变了传媒业生态,驱动了内容生产的新革命。

9. 在新媒体环境下,由于"自我把关"取代了传统媒体的"层次把关",用户健康素养的高低有别,造成了传播的无序化和复杂化。在利用新媒体进行健康传播时,还要注意以下问题:用户的匿名性与开放性会削弱传播者应承担的社会责任与义务;信息过载可能导致用户注意力分散和选择困难,削弱传播效果;存在不可靠信息来源;权威机构信息发布不够及时;信息的碎片化特征和字数限制,造成信息传播的片面性;营利机构进行网络不良营销、炒作健康产品或服务来获取暴利;相关法律法规的建立滞后于新媒体发展的速度,健康信息科学性和真实性缺乏有效监管。

第三节　传　播　效　果

传播是有目的的社会活动,通过信息传播,希望对受传者施以影响,使之产生预期的效果。信息的传播是一个十分复杂的过程,在活动过程中的每一个环节上,都有许多因素能直接或间接影响传播效果。

一、概念

传播效果是传播行为产生的有效结果,即受传者接受信息后,在感情、思想、态度和行为等方面发生的变化。

1. 狭义的传播效果是指带有说服动机的传播行为使受传者引起的心理、态度和行为的变化。从这个角度衡量,传播效果是指传播活动在多大程度上实现了传播者的意图或目的。

2. 广义的传播效果是指传播活动尤其是报刊、广播、电视等大众传播媒介的活动对受传者和社会所产生影响和结果的总体,包括对他人和周围社会发生实际作用的一切影响和后果。不管传播者处于什么传播意图,他们所从事的传播活动总会伴随着各种各样的结果。

3. 健康传播效果是指受传者接受健康信息后,在情感、思想、态度、行为等方面发生的反应,按可达到难度由低向高依次分为四个层次。

(1)知晓健康信息:这是健康传播效果中的最低层次,指人们获知健康信息的内容。知晓健康信息的程度主要取决于人们对健康信息的可及性和信息传播的强度、对比度、重复率、新鲜度等。知晓健康信息是促使有效思考所必须的。

(2)健康信念的认同:受传者接受所传播的健康信息,能理解信息中倡导的健康信念,并能产生认同感,是由认知形成个人价值观的过程。形成信念认同,有利于受传者态度、行为的转变。

(3)态度向有利于健康转变:受传者态度是其行为的先导。健康传播者通过健康信息的传播,使受传者获得健康知识,促进态度从不利于健康的方面向有利于健康的方面转变。

态度具有较强的稳定性,成为一种心理定势,有利于健康行为的形成。

(4)采纳健康的行为和生活方式:这是健康传播效果的最高层次。受传者在知识增加、健康信念认同、态度转变的基础上,改变其原有不利于健康的行为和生活方式,采纳有利于健康的行为和生活方式,这是健康传播的最终目的。

二、传播者与效果

传播者担负选取、制作、发布信息的责任,是信息的把关人,是影响传播效果的重要因素,需要从以下方面采取对策以提高健康传播效果。

1. 提高专业素质,发挥把关人作用　健康信息的把关人为主管部门和社区的各级决策领导人、健康教育工作者和医务工作者等,他们应对健康信息内容进行选择取舍,起到把关和过滤的作用。健康信息传播会有很大的健康舆论导向作用,如果信息科学准确、目标人群明确,则会收到很好的传播效果。因此,健康教育人员应不断追踪了解医学发展前沿,更新知识,学习新理论和方法,制作和使用通俗易懂、针对性强、符合当地群众或目标人群需要的新传播材料。

2. 树立良好形象,提升公信力　公众基于对传播者本人(或机构)的良好印象与信任,进而更愿意接纳其传播的健康理念、知识或行为指导。健康传播者的信誉和威望越高,传播效果就会越好。健康传播者需要树立并珍惜自己的社会形象,各类机构应注意选择有威望、社会形象良好的专家或领导传播各自擅长的健康信息,这样会更有说服力。

3. 贴近受众生活,增加共同语言　传播者与受传者的公共经验范围越低,传播效果越好。脱离受传者的生活背景,无法使受传者产生情感共鸣和现实可行性。健康传播者应努力寻找与受传者之间更多的共同语言,才能够将健康信息中的医学专业术语通俗化、大众化,使之更符合受传者的理解和接受能力。

三、传播过程与效果

信息传播过程中,信息内容、表达形式、媒介渠道的选择都会对传播效果产生影响。为提高传播效果,应从以下方面进行控制。

1. 信息内容应具有针对性、科学性和指导性。开展健康传播活动前,应进行调查或访谈,了解受传者的需求,然后根据需求选择信息内容;信息内容应是科学、准确并对健康有益的,无虚假不实的信息;信息内容不仅要传递健康知识,还要传递技巧或者具有可操作性的方法,告诉人们应该怎么做,使行动目标明确并能在现实生活中实现。

2. 信息表达形式要与内容相匹配,并且能够被受传者理解、接受。在使用不同符号(图像、声音、文字等)表达健康信息时,要注意受传者能否理解符号含义、符号是否符合受传者的文化程度及习惯。一般而言,声音(广播、音频、大喇叭等)、图像符号(动画、插图、视频等)更适用于文化程度相对较低的人群,文字(书籍、杂志、报纸等)更适合于文化程度较高的人群。此外,不同类型符号在表达信息内容时,也具有不同的特点,文字更适合传递知识和理念,视频更适合传递操作和技巧。

3. 根据受众特点和需求,选择合适的方式。"晓之以理""动之以情",说理性信息用准确、鲜明的事实说服人,情感性信息使用丰富的情感打动人;采用正面教育或是反面教育,正面教育用积极肯定的语言和形象使人受到鼓舞,反面教育则用严重后果引起人们的注意和警惕；是以大众化方式或是个性化方式，大众化方式是通过对人群或公众的呼吁，是普适性的内容，而个性化方式则是针对特定的个人健康问题，给予具体的针对性指导；是用说教式或是讨论式，说教式应由权威机构或人士发布指令或信息，具有强大威力（如突发事件发生时），而讨论式则可引起争论，更平易近人（如小课堂中的讨论）。

4. 在选择媒介渠道的时候，要考虑受传者对媒介渠道的可及性，即受传者是否拥有或者能接触到某种传播媒介，以及媒介是否能够覆盖传播活动所在区域。如，老年人没有或者不会使用智能手机，以及没有网络信号覆盖的地区，则不能利用微信公众号开展传播活动；偏远地区的群众居住比较分散，则不适合采用讲座等集中开展活动的形式，如要开展，可以利用"赶集"的日子。多种媒介渠道进行组合运用，可以在短时间内形成舆论氛围，引发受传者对健康问题的关注，同时可以强化受传者对信息的记忆。

四、受传者与效果

受传者的选择性是影响传播效果的重要因素，为此，传播者需要在理解受传者心理特点与需求的基础上设计制作健康信息，以受传者喜欢的表达方式呈现信息，以受传者可及且常用的传播媒介渠道传递信息。

1. 受传者在接受健康传播信息过程中，会有选择性注意、有选择性理解、有选择性记忆，同时还具有以下心理特征：希望获得真实可信、科学、实用的健康信息；愿意接受"新"信息，以及表达形式新颖有趣的信息；信息围绕一个主题，信息量适宜，简单明了；健康信息倡导的行为符合受传者生活与工作环境，参与地点距离近，更具有实用性；喜欢富有人情味的、动之以情的信息，厌恶居高临下的说教。

2. 受传者的年龄、性别、职业、受教育程度、经济状况、宗教信仰等，会影响受传者对信息的理解，进而影响传播效果。需要对受传者的特点进行分析，使提供的信息不仅符合受传者的健康需求，也与其学习和理解能力相适应。

3. 受传者的健康状况会直接影响对健康信息的需求、选择和迫切程度。有健康问题的患者，对健康传播的需求更多，也会更为积极主动寻求健康信息。无明确健康问题的受传者，需要运用社会营销策略，激发受传者的健康信息需求。

4. 受传者所处环境也会对传播效果产生影响，包括社会环境和自然环境。社会环境是指社会习俗、受传者所属的社会群体、社会政治氛围、宗教信仰等。在有特定文化习俗的地区开展健康传播，要避免与当地风俗习惯发生冲突，以使传播活动能得到广泛的接纳和认可。自然环境包括传播活动的举办地点、场所、距离、环境布置、天气、地理状况等，以及所用媒介渠道的设备质量、信号传输情况等。在开展传播活动前，需要对环境条件进行检查确认，对设施、设备进行维护和调试，确保传播效果。

五、谣言及其控制

（一）谣言的定义

谣言是指没有事实根据的传闻、捏造的消息，是未经官方证实，却广为流传的对现实世界的假设。谣言一般难以追溯、传播速度极快、带有一定目的性、以非正式渠道进行传播。谣言是一种常见的社会现象，但一经扩散，就会给社会稳定带来隐患。由于危机与人们的切身利益相关，因此当人们面对有关危机的谣言时，会产生过度心理防范，同时会将自己的猜测和理解融入相关信息，并继续向家人、朋友、同事进行传播，最终导致群体认知的混乱甚至行为偏离，严重干扰人们的正常生产、生活秩序，产生巨大的社会危害。

（二）谣言产生的原因

谣言公式最早是由两位美国社会学家于1947年提出的：$R=I \times A$，即谣言的杀伤力＝信息的重要度×信息的不透明程度。因此，信息的重要性和不透明程度是影响谣言杀伤力的重要原因。传播学者克罗斯将这一公式发展后提出：谣言＝（事件的）重要性×（事件的）模糊性÷谣言受众的批判能力（$R=I \times A \div C$）。这说明谣言的能量有多大，既取决于真实信息的透明度，也取决于受众的判断水平。因此，事件的重要性、事件的模糊性、受众的批判能力，是导致谣言传播的重要原因。

在新媒体环境下，谣言的产生还涉及如下原因：人人都是传播者，信息来源难辨，多层级转发；各种不同时间段的内容会同时存在于网络中，极易被挪用、拼贴，若在时间上错位，就极易产生假新闻；时间的压力会带来一些不实新闻，媒体承担着时效性的压力，极易抢发新闻，突发事件发生后尤其如此；网络传播的实时、全时等特点与获得事实全貌及真相所需要的时间之间存在矛盾；社会对专业报道的要求越来越高，涉及的专业领域也越来越广泛，而多数媒体人缺乏相关专业背景，容易在报道中出现失误，尤其在健康领域；专业媒体从业者无法完全避免报道中的情绪、情感干扰；商业机构、个人可能会为了获得利益进行炒作，导致假新闻。

（三）谣言的控制

1. 政府承担社会治理的功能，同时也是重要的信息发布者。因此，政府一方面需要建立起完备的谣言预警机制，承担管理功能；另一方面也要及时地进行信息公开，建立新闻发言人制度。

2. 法律的功能是一种"兜底"的作用，建立完备的法律制度，依法惩治造谣者，提升造谣的成本，让造谣者付出相应的代价，才能将谣言遏制于摇篮中。

3. 对公众进行媒介、健康和科学素养的教育，提升公众的批判能力，让公众在纷繁复杂的网络中能够对信息作出基础的真假判断。

4. 媒介是信息发布的主体，需要强化自身的把关角色，提升专业能力，从多方面提升信息的真实性。

5. 在新媒体环境下，政府方面应强化网络空间治理（如中国互联网联合辟谣平台）、多渠道信息公开、鼓励民间辟谣、规范网络公关行业、加强网络方面法律体系的建设。新时代下的媒介素养教育，应使民众认识到网络并非法外之地，每一个人都需要对自身公开发表的言论负责任。新媒体和传统媒体应联动辟谣，利用区块链技术实现信息追溯，让信息有源头、传播有痕迹，有效降低谣言的传播。

第四节　传 播 活 动

通过传播的方法把信息、意见、建议告知对方，帮助对方学习和理解健康知识、树立健康观念、改变不健康行为、建立健康行为、掌握保健技能是健康传播在健康教育中的具体应用，学习和了解这些基本传播活动的方法对于做好健康教育工作具有重要的意义。

一、人际传播（交流）的基本技巧

人际传播技巧直接影响交流的效果。在人际传播中，双方交流的基本形式是语言和非语言传播，都与人的"传播器官"有关，包括语言器官——口、听觉器官——耳、视觉器官——眼等。用说、听、看、问、答、表情和动作等方式来传情达意是人类与生俱来的传播本能。但实现良好的人际沟通不仅依赖于人的本能，每一种传播方式都有一定的技巧。根据人际传播理论，认识语言和非语言传播的一般规律，恰当地加以运用，使其为沟通的目的服务，这就是人际传播的基本技巧。在进行营养咨询时的具体访谈和沟通技巧还应同时参考本书第五章营养咨询部分中的营养咨询沟通技巧。

（一）语言传播技巧

语言传播是靠说话来表达和传递思想、感情、认识的一种行为。语言虽然是自然赋予人类特有的传播工具，但要运用好，还需有专门的训练。掌握说话的技巧，关键是在尊重他人的基础上，运用听者能够理解的语言和易于接受的方式向听者提供适于个人需要的信息。"说"的目的是向别人表达自己的意见，使对方听明白并产生共识。在面对面健康传播活动中，如个别谈话、健康咨询、家庭指导等，为了克服健康传播者与教育对象之间的文化差异，运用下列方法可有效地帮助教育对象较好地理解健康信息。

1. 讲普通话，讲话速度要慢，吐字清晰。
2. 适当重复重要的和不易被理解的概念。
3. 谈话的内容简单明确，一次围绕一个中心话题，涉及内容不要过多。
4. 使用简单句和通用词语，避免使用对方不能理解的专业术语或俚语。
5. 及时取得反馈，在讲解的过程中可以随时停下来询问对方是否听懂了，是否有问题，或者要求对方重复重要内容，并注意对方情绪变化和行为反应。
6. 可运用图画、模型等形象教具来辅助说话。
7. 在与对方交谈话时要有停顿，有交流，避免长时间自己一个人说话。

（二）非语言传播技巧

非语言传播是运用身体语言、类语言和时空语言传播，传播技巧是指借助视、听、触觉等感觉器官分享信息、增进交流效果的一些技巧。

1. 动态体语　点头表示肯定，摇头表示否定；微笑、握手表示友好；用亲切的目光注视对方表示尊重。
2. 静态体语　服饰整洁，仪表端庄。
3. 类语言　改变声调节奏，合理运用笑声，可以起到调节气氛的效果。
4. 时间语　如提前到达会场或约会地点准时赴约，可以给人以信赖感。
5. 空间语　如安静整洁的环境，给人以安全和轻松感；与谈话者之间不要有大的障碍物，使双方置身于有利交流的空间位置和距离，有利于增进交流。

（三）观察技巧

简单地说，观察就是用眼睛看，交流的对方往往会不自觉地以非语言方式表达出内心的活动，观察者在语言交流之外还可以通过眼睛观察对方的表情、动作收集有用的信息，有时通过观察所获得的信息比用耳朵获取的信息还要有价值。

观察的技巧主要是细心、全面和敏锐。观察时要非常仔细，眼光要敏锐，善于捕捉到细微的变化，能够透过表面现象，发现深层的内心活动和被掩盖的事物，从而获得真实的信息。细心的观察要建立在诚恳、坦然的基础上，不能在对方讲话时不注意听，把视线转移到其他地方，更不能把细心的观察变成窥视，那就不是正常的观察技巧了，交流的对方也必然会反感，不可能获得成功的交流。

（四）倾听技巧

倾听的过程包括接受口语和体语这两类信息。倾听的意义在于首先调动自身的知识贮备来完善讲话者的内容，从而使自己获得最大的信息量。其次，听与说作为信息的输入与输出，是互相依存的，只有听的准确明晰，才有可能做出适当的反应。在倾听时注意运用"传播适应理论"，面对不同年龄、身份的人群，也应及时变换，选择适当方式，如：对儿童，多称赞引导，但主要依据还是来自监护人；对少年，多倾听引导，其监护人描述作为辅助参考；对老人，多耐心引导，不厌其反复啰唆，予以尊重。善于倾听能使双方传播更具针对性，倾听的技巧有以下几条。

1. 主动参与　谈话过程中，采取稳重的姿势，力求与说话者保持同一高度，双目注视对方。在听的过程中，不断用点头、发出"嗯嗯"等鼻音或重复关键词语的方法鼓励对方，表明对对方的理解和肯定。

2. 克服干扰，避免造成倾听中断　很多原因会打断或干扰倾听过程，如讲话人有语病、环境中有噪声干扰或谈话中有他人来访等。除了这些客观的原因，影响倾听的心理因素主要有分心、产生联想、急于发言、坚持己见等。对外界的干扰因素，要视而不见、听而不闻；对主观上的种种干扰，要有意识地加以克服和排除，尽量做到注意力集中。

3. 总结要点　在倾听过程中和作出反应前，要抓紧时间，不断地分析对方讲话的要点，作出客观总结。为防止因为思考问题而造成听的中断现象，必要时可暂时停止交流，做一下小结或思考。

4. 注意观察　听的同时，注意观察讲话人不自觉地以非语言形式表达的情感及其内在含义，这将有助于对其讲话内容的理解与解释。

（五）提问的技巧

提问的目的在于打开话匣、获取信息，以便进一步相互了解和沟通。一个问题如何问，常常比问什么重要得多。有技巧的发问，可以使回答者作出清楚、完整而诚实的回答，从而获得准确的反馈信息。提问的技巧有以下几条。

1. 提问题时要注意对方的表情和感受，应创造轻松愉快的交流气氛，不要一个问题紧接一个问题地问，应该给对方间隙。

2. 要设法使服务对象感到所提问题与自己利益相关，才能吸引对方注意和回答问题。

3. 对敏感问题的提问形式尤其要注意，可以先问一般性问题，再逐步深入询问，不要单刀直入，还要注意选择适宜的交谈环境、时间和地点。

4. 要了解对方知、信、行方面信息，应该使用开放性问题，避免使用封闭性问题。

5. 应注意口气缓和、态度轻松，不可用质问的口气。

6. 要想收集真实信息，不能用诱导性提问，问题尽量简练、明确，不提复合型问题。

（六）反馈的技巧

在人际交流中对对方传递的信息给予及时、恰当的反馈，可以促进交流的进行。不能做出及时和恰当的反馈，则往往会影响交流进行，甚至导致交流失败。反馈的技巧有以下几条。

1．在听对方的陈述时，要集中注意力，并随时用表情、体语来表示自己对对方谈话的兴趣，如微笑、点头等，以支持对方把交流进行下去。

2．恰当运用体语，如与同性别服务对象交流时可以适当将座位靠近，以表示亲近，拍拍对方肩膀表示鼓励等。

3．支持对方的正确观点和行为要态度鲜明。

4．纠正对方错误观点和行为要和缓、婉转、耐心。

5．对有些敏感问题和难于回答的问题可以暂时回避，不作正面解答。

6．对于知识性问题或决策性问题，不要给对方似是而非、含糊不清的回答。

7．搞清对方问题的核心，不要答非所问。

8．了解对方的意图，针对问题的实质给予解答。

9．对于不同的人提出同样的问题，回答可以因人而异，根据当事人的背景、性别、年龄、文化程度、宗教信仰、性格等情况，给予恰当的回答。

10．反馈时要根据场景和问题的特点，选择适当的反馈方式，有时可以用语言反馈，有时需要用体语反馈。

二、演讲技巧

演讲又称演说，讲演。指演讲者面对广大听众，以口头语言为主要形式、非口头语言为辅助形式，有计划、有目的、有主题、有系统地运用视听等方式、方法、手段，就某一问题发表自己的意见，或阐述某一事理，并互相交流信息的活动过程。其中，以演讲为主要形式进行健康知识、方法的普及传播时称为健康科普演讲。由于健康对每一个个体的重要性和健康的个性化本质，在健康知识、方法传播过程中，面对面交流、演讲是其他任何一种方法都不能取代的。无论是医务工作者还是健康教育工作者都涉及如何将抽象的、不直观的医学、健康相关知识直观地表达出来，演示和表现须讲究技巧才能获得良好的教学效果。开展营养讲座时的具体注意内容，应参考本书第七章营养宣传活动组织实施中的讲座组织实施部分。

（一）演讲准备

1．选题准备　演讲的效果首先取决于选题的好与差，要注重实用性，针对大众关心的问题进行选题、组织内容；要注重科学性，这是医务工作者和健康教育工作者在进行健康科普演讲时的生命线，否则即使演讲再好，结果是造成听众的错误认识和实践，其严重后果不可估量；体现人文关怀，医务工作者在健康科普演讲时，由于专业性强，受生物医学模式和传统思维习惯的影响，应注意克服以"传道"的面孔出现在普通大众的面前，避免居高临下地为听众"解惑"。

2．方案准备　演讲方案是在主题明确、目标清晰以后，以主题活动目标为圆心，受众分析为基础，制订如何达到主题活动目的、满足受众听课、参与演讲目的的具体规划的总称。

3．熟悉听众准备　健康传播者面对受众不同的健康需求和自身特点，进行健康知识传播时需要分析受众为什么来听演讲，针对听众需要进行演讲，是演讲受到欢迎的基础。因此，要了解听众的基本情况（如他们的年龄、职业、文化程度及经济状况等）、心理状态和需求（即他们想听什么，需要解决哪些实际问题）。

4．材料准备　按照"全、广、精、准"的原则尽可能全面搜集与主题相关的全部资料，既包括在日常工作、学习、生活以及社会活动中的所见、所闻、所感，也包括从报纸、杂志、专业刊物、广播、电视、网络、官方的相关报告和报道等媒体上收集到的材料。将搜集来的资料归类整理，按需要加工。

（二）演讲的语言技巧

语言的运用一是靠语义，选词适当准确；二是靠语音，字音准确清楚，声音洪亮自然；三是靠语调，抑扬顿挫，起伏多变；四是靠语速，以语言节奏快慢表现不同的情感变化。成功的演讲，不但需要丰富的知识，还需要调动丰富多彩的语文词汇，准确、鲜明、生动地把自己的思想感情更加全面地表达出来，这就需要比喻、夸张、排比等多种表达手法以及使用谚语、寓言故事、名人警句、幽默性和重复性语言。

（三）演讲的非语言技巧

在交流和演讲时应全方位注意自己肢体语言和有声语言的统一。听众往往被演讲者的一个微笑、一种手势或者目光所感染和打动，而成功的演讲者也会运用目光作辅助性的沟通手段。运用目光的方法有以下四种。

1．前视法　视线平直向前流转，统摄全场听众。视线的落点一般应放在最后一排的头顶部位，这样的视线可使听众感到演讲者的指向性，也有利于演讲者保持端正优美的身姿。

2．虚视法　运用一种并非完全指向性的目光。这种方法，尽管没有看清什么，但它却是良好观察力的一种过渡，用这种方法来消除演讲者的怯场心理很有效。

3．点视法　即有重点、有选择地注视，主要针对不安静处或不注意听讲的听众。

4．环视法　即有节奏地、或不时地环顾全场的观众，与他们保持目光接触，增强情感联络。但要注意环顾面，避免扫视不周而冷落了某一角落的听众。

（四）演讲时间语技巧

演讲时间语技巧，是指演讲时间的有效安排。在45分钟的演讲中，听众的最有效时间是前15分钟；至于学术性演讲，若中间穿插教学性质的讲解，那么求知者的注意力可以持续到90分钟。可见演讲的时间不宜过长，较长的演讲需要安排适当的休息时间或者穿插生动活泼的对话形式。

三、演示或示范技巧

健康教育工作者在健康教育活动中除了向服务对象传授知识外，经常还要传授保健技能。技能传授往往需要通过示范、演示，把抽象的、不直观的知识直观地表现出来。这种演示和示范也要讲究技巧才能获得好的教学效果。

1．选择合适场地　场地应该安静、明亮、宽敞、温度适宜，有必要的桌凳，与参与者距离合适。

2．做好准备　事先准备好教具，如体重磅秤、体温表、杯瓶、吸奶器、胎心音听筒等。在演示前讲清目的意义，能够使受传者提高学习的积极性。

3．演示清楚　演示时要面向受传者，边讲解边示范。讲解和操作都不宜过快，保证每一步骤都能让受传者看清。如果没看清，应重复操作。

4．鼓励对方提问，及时给予解释。

5．演示后，请一个或一组学员进行操作，并针对操作中出现的问题给予帮助，可以给全体学员留下更深的印象。

6．与学员共同总结操作过程的步骤及要点，必要时可以发给学员一些参考资料。

四、小组传播

小组传播又称小组学习或小群体传播,即小群体成员之间相互沟通,共享信息的传播行为。由于个人的态度和行为易于受到群体的影响,有时可经由改变该群体规范和压力而使个人发生改变,或是使个人加入到不同的群体而影响其健康态度和行为。小组学习具有收集信息、传递信息和行为干预等功能,同时具有形式和效果的独特优势,小组学习已经成为健康教育与健康促进实践中常用的积极有效的形式。例如健康俱乐部、高血压/糖尿病患者俱乐部、健身小组、家庭主妇烹饪学习班等都属于小组传播形式的健康教育活动。开展营养教育的小组活动时还应参考本书第七章中小组活动的组织实施。

同伴教育属于一种特殊的小组学习方式,它以同伴关系为基础开展信息交流和分享,通过相互影响,实现教育目标。所谓同伴,指的是年龄相近、性别相同,或具有相同背景、共同经验、相似生活状况(如同事、同乡、邻居等),或由于某种原因使其有共同语言的人(如参与特定活动、到特定场所的人们),也可以是具有同样生理、行为特征的人(如孕妇、吸烟者、吸毒者、某种疾病的患者)。

征募合格的同伴教育者,是开展同伴教育的关键之一。同伴教育者应具备如下的品质和能力。

1. 在与同伴交流时,思维敏捷、思路清晰,并且有感召力。

2. 具备良好的人际交流技巧,包括倾听技巧。

3. 具有与目标人群相似的社会背景,如年龄、性别、社会地位等。

4. 应为目标人群所接受和尊敬,并成为目标人群中的一员。

5. 应持客观态度、公正立场。

6. 有实现项目目标的社会责任感。

7. 充满自信,富有组织和领导才能。

8. 可以保证一定的时间和精力投入。

9. 对同伴教育所涉及的内容有符合社会健康观的认识,在同伴中应成为行为的典范。

10. 在疾病预防教育中,同伴教育者应不歧视并且关心疾病的患者。

五、各类传播材料的特点及使用

健康传播材料是健康信息的载体,是健康传播活动常用的辅助手段和策略,旨在配合活动的开展,向目标人群传递与传播活动主题相关的健康知识和技能,让目标人群对健康主题有一个较为全面的认识,提升目标人群应对和处理该健康问题的能力。

(一)传播材料分类

依据传播材料的不同形式,将其分为平面传播材料、音频传播材料、视频传播材料和实物类传播材料等。

从使用方法的角度,可把健康教育材料分为三大类。

1. 供目标个体使用的材料　如传单、小册子、小折页、小活页等。这类材料主要是交给目标对象,由目标对象自己学习使用。

2. 供目标群体学习的材料　如录像带、幻灯片、电影片、挂图、展板。此类材料一般由健康教育工作者和妇幼卫生工作人员向目标群体演示、展出、讲解。

3．向社会传播的材料　如书籍、报纸、杂志、电视片、宣传画等。这些材料基本属于大众传播媒体，是面向整个人群的，其目标受众不明确。

（二）传播材料的使用技巧

如何使用传播材料将直接影响到健康传播的效果，而这方面的技巧往往不被重视。很多人以为，小折页发出去就行了；电视片放映了就已完成任务。其实，要取得好的传播效果，这样做是远远不够的。在使用传播材料时，首先要知道其属于哪一类材料，然后根据材料的不同内容、不同形式和不同的传播对象，选择恰当的使用方法。

1．使用面向个体的材料　一般来说，对目标个体使用的材料，应该对受众给予使用方法的指导。

（1）向使用者强调使用该材料与健康的重要关系，引起对方重视。

（2）帮助对方理解材料的一般内容。

（3）提示材料的重点内容，使对方加深印象。

（4）帮助对方掌握材料中的某些方法和技能，如怎样用盐和糖配制糖盐水等。

（5）鼓励对方在遇到看不懂的内容时向传播者提问。

2．使用面向群体的材料　工作人员收到有关部门提供的展板、挂图、录音带、幻灯片，乃至标本、模型等教育材料，经常要组织特定的受传对象，向他们宣传讲解。在使用这类面向群体的健康教育材料时需要注意以下几点。

（1）组织的对象应该是有相同背景的特定人群，如宣传预防婴幼儿贫血的内容，组织的对象应是有5岁以下孩子的母亲、孕妇、带孙子的祖母、外婆等。

（2）选择的时间最好是大部分参与者能够接受的时间。

（3）选择地点和场所时要考虑到群众较易达到、安静、不受干扰、便于传播活动的进行等因素。

（4）向受传者展示的画面、文字要力求让他们看得见、看得清。

（5）以经过准备的、精彩的讲话做开场白，使受众了解组织此次活动的意义，引起受众的兴趣和重视。

（6）讲解者应用当地群众易懂的语言讲解，吐字应清晰。

（7）每次传播活动时间不宜过长，一般一个小时左右为宜，最后留出一些时间让大家提问题，看有哪些不懂的内容，通过提出问题，再展示和讲解就会加强所有人的印象。

3．使用面向大众的材料　基层工作者经常可能收到或购买可供在公共场所张贴使用的健康教育材料如宣传画、墙报、报纸等，一般来说这类材料只能由大众选择性地接受，传播者不可能向受众作直接的讲解、说明。在使用上应注意以下几点。

（1）地点：在允许张贴和摆放使用的地点，要选择人们经常通过且易于驻足的地方，如卫生所的候诊室、街道集市上的布告栏等。

（2）位置：挂贴的高度应以成人看阅时不必过于仰头为宜。若把宣传画、墙报、报纸贴得过高，看的人很费劲，甚至不被人注意，这就失去了意义。

（3）光线：宣传品应挂贴在光线明亮的地方。一些场所把卫生墙报一类宣传品挂贴在光线不充足的走廊里，使卫生知识的传播留于形式。

（4）更换：在基层也应该注意根据宣传重点和季节等因素来更换材料，不能长期是同一种宣传品。

（三）不同类型传播材料的特点

1. 平面传播材料的特点

（1）海报：海报通过构图、文字、色彩、空白的搭配，形成令人印象深刻的视觉效果，目的是吸引人们的注意力，引起关注，营造宣传氛围。

海报的特点是有强烈的视觉效果，文字、构图极具吸引力和震撼力，信息简单明确，字数少、字号大，多张贴在公共场所。行人路过时，通过短暂的目光扫视，就能获得传播信息。海报配合小册子使用，传播效果更佳。

海报的优点是设计感强，视觉冲击力强，有吸引力，制作快捷，成本相对较低。缺点是对设计要求较高，信息量少。

（2）单页：健康教育单页是指印有健康信息的单页纸。一般情况下，一张单页只围绕一个主题展开叙述，信息比较简单。设计上，单页主要由文字和少量插图组成。

单页的优点是设计简单、制作快捷、成本低廉；缺点是不易保存，吸引力差。适用于时间紧、任务急、大批量发放时使用，如发生突发公共卫生事件时。在日常工作中，可放在门诊或候诊大厅供辖区居民或就诊者取用，也可在开展义诊、举行大型健康讲座时集中发放。

（3）折页：折页是指正反面都印有健康信息的单页，通常为彩色印刷。常见的形式有二折页和三折页。

折页的特点是设计精美、图文并茂，有较强的吸引力；内容板块清晰，信息简单明了；便于携带和保存；设计要求、制作成本显著高于单页。在日常工作中，和单页一样，可放在门诊或候诊大厅供辖区居民或就诊者取用，也可在开展义诊、举行健康知识讲座时集中发放。

（4）小册子（手册）：小册子是指介于折页与图书之间的一种健康科普读物。一般是就某一健康主题或疾病问题进行系统、全面地阐述，让目标人群对该健康主题或疾病问题有一个系统、全面的认识。

小册子的特点是信息量大、内容系统完整，图文并茂、可读性强、便于携带。受众可以长时间、反复阅读，有保存价值。如《糖尿病防治手册》《居民健康素养读本》等。缺点是对目标人群的阅读理解能力有较高要求，内容编写、设计制作的成本较高。

2. 音频传播材料的特点　音频传播材料的优点是传播速度快，覆盖面广，不受空间的限制；对目标人群的文化程度要求较低，可用目标人群熟悉语言进行录制，易在农村普及，使群众感到亲切；节目制作简易、方便、迅速；花费少。

音频传播材料的缺点是传播的内容稍纵即逝，听众稍不注意便会错过，无法寻找；只有声音，没有图像，不直观生动，听一遍不容易记住；单向传播，针对性差，无法与听众互动。

3. 视频传播材料的特点　视频传播材料的优点是有画面，有声音，直观形象生动，信息丰富，对目标人群的文化程度要求低，受群众欢迎，传播效果好，而且播放次数不限，可以单人看也可以多人看，比较灵活。缺点是设计制作要求高、成本高，播放时需要播放终端或设备，使用受到一定限制。

4. 实物类传播材料的特点　实物类传播材料的优点是信息载体为实物，有一定的实用性，普遍受目标人群的欢迎和喜爱。缺点是成本较高，信息量少，设计简单，多为口号式宣传或信息短语。

（四）广告

广告学是一门研究广告理论及其实务的学科，其实质是一类有组织、有控制的创作传播活动。作为一种具有营销目的的商业行为,广告与健康传播似乎有些格格不入,但其实二者有大量的交叉领域。商业广告中,有关药品、医疗器械和养生保健食品的内容也占了一大宗,由此还引发出许多法律法规问题;另一方面,在媒体、互联网和城市空间中,有关健康教育、科普类的公益广告也日益增多。这些历史和现状都使得广告成为各种医疗相关机构与大众进行健康类信息沟通与交流的一个重要渠道。因此,当代广告实务中经常会涉及健康信息和健康知识的传递,健康广告也在很大程度上参与健康议题的媒体议程设置和社会健康风尚的构建;健康传播机构也经常使用广告手段来进行宣传,成为健康传播实务的重要组成部分。

1. 广告的定义　广告是由特定的出资者(即广告主),通常以付费的方式,通过各种传播媒体,对商品、劳务或观念等所作的任何形式的非人员介绍及推广。广告是一种营销传播的工具和手段,广告具有明确的主体和客体,广告往往通过大众媒体进行传播,意在通过一些技巧唤起受众注意,并且最终希望说服消费者,引发购买行为。

2. 广告的分类　广告按照不同的标准可以分为不同的类型。总体上来说,广告有两个大类:商业广告和非商业广告。商业广告是以促销和营利为目的而开展的广告活动,也称为经济广告;非商业广告则不以经济利润为直接目的,而是希望能够实现某种宣传目标或效果,也称为非经济广告。

(1) 非商业广告

1) 政治广告:政治广告是指为政治活动服务而发布的广告,往往具有一定的政治目的。伴随着我国综合国力的不断提升,政府有意识地运用广告形式来发布信息、促进政治目的、进行国家及城市的形象传播,进而实现并推动政治观念的普及,这也成为一种较为普遍的做法。

2) 公益广告:公益广告是指为维护社会公德,帮助改善和解决社会公共问题而组织开展的广告活动,所涉主题可以包括道德、教育、环境、健康、交通、公共服务等。这类广告与社会公众利益密切相关,具有两个主要特征:不以盈利为目的;为全体社会的共同利益而不是某些特定的团体或组织服务。在我国,公益广告在社会主义特色广告事业及健康传播中也扮演着重要的角色。

3) 个人广告:个人广告指为满足个人的一定目的,在媒体平台上发表的广告信息,广告主一般为个人。例如个人启事、声明、征婚、寻人等都是个人广告,也包括个人及团队形象的传播与推广等。

(2) 商业广告

1) 以推销为目的的广告:此类广告以突出商品或劳务的特征与魅力,吸引广告受众对其进行购买与消费。例如,对某种商品或劳务进行介绍和描述,以使消费者对该商品产生初步的印象,从而开拓市场;强调某种商品或劳务在同类产品中的特色与差别,对消费者进行说服,从而赢得市场竞争;提醒消费者持续坚持使用某种商品的广告等。

2) 以树立形象为目的的广告:这一类型的广告主要目标是树立产品、服务以及企业的社会形象和品牌信誉,也可以称作企业广告。这类广告中,又以公共服务广告与公共利益联系得最紧密,着重宣传企业对社会所作出的贡献,例如企业对社会公益活动的支持,赞助教育、各种福利和慈善事业等。

3) 以建立观念为目的的广告:这类广告期望能够通过广告信息的传播,使得消费者树立或转变对一个企业、一种产品的认识或印象，从而对受众的消费观念和生活方式产生影响。

3. 广告的诉求方式 广告的诉求方式可分为情感型和理性型两类。

（1）情感广告：此类广告采用感性诉求方式，强调以情动人，希望能够打动消费者的情感，从而达到更好的交流和互动效果，使广告受众对广告内容与信息达成更深入的接受以及造成受众观点与行为的改变。

（2）理性广告：此类广告采用理性说服方法，通过向消费者说明产品信息，介绍购买广告商品的优点和长处，带动受众在理智权衡利弊的基础上做出判断，从而听取劝告接受某种观点或采取某种行为。此类广告对于受教育程度较高的受众较为合适。

4. 广告的表现策略 广告表现策略有以下几种类型。

（1）说服性广告：说服性广告是以说服为目标的广告。这种广告往往配合产品生命周期进入成长期或成熟期阶段而实施。在这阶段，产品与同类型竞争对手之间的竞争日益激烈，因此需要强有力的说服力量来强调该产品的独到之处以及能提供给受众的独特利益点，促使受众形成对本产品或品牌的特殊偏爱。如舒肤佳的广告，以"除菌"为轴心概念，诉求"有效除菌护全家"，并在广告中通过踢球、挤车、扛煤等场景告诉大家生活中会感染很多细菌，并用放大镜下的细菌"吓你一跳"；然后通过"内含抗菌成分"的理性诉求和实验来证明舒肤佳可以让你把手洗干净，并通过"中华医学会验证"增强了品牌信任度；通过说教式的广告表现，舒肤佳成功地在消费者心目中树立起了"除菌专家"的品牌形象。

（2）机械性广告：机械性广告是指大规模灌输或立体态势的广告轰炸。这类型的广告，不是在说服，而是直接撞击受众的观念，通过重复口号和有震撼力的画面不断叠加，产生无意识的强迫观念。即使在表面的感知中，广告受众并没有接受广告信息，机械性广告也往往能够在他们无意识中留下印象。如脑白金的广告，"今年过年不送礼，送礼只送脑白金"连续三遍的重复播放，以及广告中老爷爷、老奶奶的形象，让受众牢牢记住给老人送礼首选就是"脑白金"。

（3）暗示性广告：暗示性广告，是指广告通过间接、含蓄的方式向受众传递某种思想、观念、意见、情感等信息，来进行商品或劳务以及品牌的美化，使受众在无意识和无抵抗情况下受到广告信息的暗示，从而被广告影响，发生态度或行为的转变。这类广告往往选择回避直接粗暴的信息灌输和购买说服，规避受众发生逆反心理，增强对广告的信任度和接受度。如农夫山泉的广告，"我们不生产水，我们只是大自然的搬运工"来表现农夫山泉的纯天然来源，同时配合不同年龄段工人背送水到各个地方和清冽山泉水的背景，在当前以纯天然为卖点的环境下还突出了亲民性，让广大普通受众记住其天然来源。

（五）新媒体

新媒体作为一种即时传播媒体，打破了地域、时间的限制，能够将重要的健康信息在第一时间以文字、图片、视频等形式及时传播给受众，特别是在重大、突发公共卫生事件发生时快速传播，并及时传播事件对健康的影响以及自身防护所需的健康知识。以下将介绍几种主要新媒体的应用。如何利用新媒体平台开展营养宣传活动请同时参考第七章中新媒体传播活动的组织实施。

1. 网站 网站不断开发健康相关信息的聚合与推送功能，日益成为公众获取健康信息的重要途径之一，发挥着网络门户的作用。通过对健康知识、医院、大夫等的选择与加工，影响着受众对客观现实的感知，无形中履行着媒介对现实的策略性重构功能。

搜索引擎是网络上的重要平台，成为一种多渠道信息汇总的超级媒体，融合了健康知识、百科字典、实况地图、定向广告等多重功能。通过对信息进行甄别筛选、实施优先排序等方式，搜索引擎网站帮助受众辨别信息真伪，控制健康信息的内容和流向，从而对社会舆论及公众获取健康相关知识形成引导。

2. 微博　微博是微型博客（MicroBlog）的简称，是随着 Web 2.0 兴起的一类开放互联网社交服务，是一个基于用户关系的信息分享、传播及获取平台。微博内容简洁，迎合生活节奏快、时间碎片化严重的现代人对获取信息的特殊要求；观点精悍、锐利，吸引人群阅读、参与讨论，对各式人群具有巨大的黏性；微博在信息传播过程中具有极强的时效性和广泛性，各类重要事件、敏感内容能在第一时间得到广泛传播；在信息播散过程中更能充分调动每一个参与者的互动性，推动人与信息的互动。

3. 微信公众号　微信（WeChat）具有操作便捷、人际交流时效高、内容推送丰富、消息推送精准等特点，已成为健康教育的新型平台。通过微信公众号传播健康知识，广泛应用于肿瘤、慢性病等疾病的健康教育中，在预防并发症、提高病人依从性、改善病人生活质量和促进医患和谐等方面取得了良好效果。在微信平台上进行健康科普的公众号种类繁多，依组织机构进行分类，可分为政府类微信公众号、医院类微信公众号和社会类微信公众号，各类公众号各有特色。

4. 应用程序　随着信息通讯技术发展，人们健康需求发生改变，智能化的医疗健康服务成为未来的重要发展方向。在智能化医疗健康服务中，各类健康应用程序（app）占主要部分。这些 app 具体包括医疗健康类、运动健康类、女性健康类、心理健康类、健康管理类和健康资讯类等。健康类 app 主要以提供服务为核心功能，如挂号、导诊、药品出售、医生咨询、专业指导等一系列功能。同时配有相关社交、激励等附加功能，以增加用户黏性。不同健康类 app 由于内容及投资方不同，下载量及使用量有很大差别，只有少数 app 有较大下载量。

5. 媒体融合　随着对新媒体认知的逐步深化以及媒介技术的快速更新，媒体融合已成为全球传媒领域发展的趋势。媒体融合的关键要义，在于借助不同媒介优势资源的重组与整合，推动传统媒体与新兴媒体之间相互作用，实现双向融合。

（六）新形势下健康传播的特点

新媒体的快速发展使其在健康传播中发挥着日益强大的作用，能使公众获取更充分的健康资讯，同时对传统的健康传播方式从整体框架和解决方案上带来了变革，也从根本上改变了人们的生活方式。在新媒体环境下，传播主体呈现多元化特征。传播主体不仅包括医疗机构、传统媒体、政府部门、科普和医疗网站、疾病防治公益机构、医疗企业等机构主体，还包括专业医务工作者、媒体从业者、政府官员、明星类意见领袖等个人。媒体的议程设置功能在新媒体上体现得更为明显，具体有如下特点。

1. 渠道及形式多样化　在互联网快速发展的环境下，健康传播的形式愈加多样化，形成了健康网站、社交类媒体及移动手机 app 等共同发展的局面。目前的健康网站以商业性网站为主，各级卫生相关部门的非营利性网站为辅，发布的健康信息侧重点各不相同。

2. 及时性与互动性增强　在信息化时代，健康传播的及时性尤为重要。面临突发的健康事件，新媒体依托数字化、网络化的特点，可以即时传播健康信息，并能将图、文、音视频等整合在一起，使健康信息的传播更及时、成本更低、效率更高。

3. 内容个性化及碎片化 信息化和数字化的特点，决定了新媒体环境下健康传播个性化订制和推送的可能性，在用户健康需求细分的基础上，可实现针对性地进行健康信息的个性化订制和精准投放。但分众化传播及用户群时间利用的零散化，所传播的内容更加短小精悍，以方便用户随时阅读，这也使得健康传播信息日益碎片化，不能全面、细致地提供健康知识和指导用户行为。

4. 信息海量化及良莠不齐 新媒体环境下健康信息的来源越来越多样化，任何人、任何机构、任何时间都可以在互联网平台上发布信息。用户在享受海量信息的同时，也接受了大量虚假健康信息，并通过微信、微博等广泛转发。此外，一些营利性机构或个人利用人们对健康的需求进行不良营销，精心包装成各种所谓的大师来炒作推销其健康产品或服务，从而获取暴利，给公众身心健康和社会稳定带来了巨大的负面影响。

（史宇晖）

参 考 文 献

[1] 威尔伯·施拉姆，威廉·E·波特. 传播学概论 [M]. 2 版. 何道宽，译. 北京：中国人民大学出版社，2010.

[2] 田向阳. 健康传播学 [M]. 北京：人民卫生出版社，2017.

[3] 孙昕霙. 健康传播学教程 [M]. 北京：北京大学医学出版社，2020.

[4] 常春. 健康传播与风险沟通 [M]. 北京：国家开放大学出版社，2019.

[5] 吕姿之. 健康教育与健康促进 [M]. 北京：北京大学医学出版社，2006.

[6] 黄力力. 以新浪微博为平台的健康传播研究 [D]. 呼和浩特：内蒙古大学，2014.

[7] 张自力. 健康传播研究什么——论健康传播研究的九个方向 [J]. 杭州师范学院学报（社会科学版），2005（5）：45-50.

[8] 王丽萍，黄连成，徐红，等. 微信公众号在健康教育与健康促进工作中的应用 [J]. 中国健康教育，2017，33（7）：669-671.

[9] 钟微，黄佩贞，张弛，等. 手机新媒体在健康传播中的应用 [J]. 中国健康教育，2015，31（8）：807-811.

[10] 唐绪军. 中国新媒体发展报告（2016）[R]. 北京：社会科学文献出版社，2017.

[11] 崔婧晨，张普洪，娜地拉·多里坤，等. 糖尿病患者健康管理中移动互动类平台的应用现状 [J]. 中华健康管理学杂志，2021，15（01）：98-102.

[12] 史宇晖，冯文猛，常春，等. 我国健康教育中大众媒体的应用进展及建议 [J]. 中国健康教育，2020，36（3）：255-258.

第五章 营养咨询

营养咨询既是一门科学,也是一门艺术。营养咨询是营养学、心理学、行为学、健康教育学、传播学的理论在营养干预中的综合应用,并能充分体现情感关怀和语言魅力。营养咨询是营养专业人员的重要技能之一。营养师在开展营养咨询过程中,需要掌握营养与膳食等相关领域专业知识,能够针对咨询对象的营养问题,制订个体化干预计划;需要掌握健康教育基本理论,并能够采取有效策略,激发咨询对象自我效能,促进其行为转变;还需要掌握访谈的基本技巧,与咨询对象建立良好的咨询关系。大型长期随机对照试验表明,营养咨询能够有效提高膳食指导依从性和效果。

第一节 营养咨询的定义与原则

一、营养咨询的定义

营养咨询是营养师针对咨询对象存在的营养问题和健康需求提供的个性化建议和指导,通过评估营养状况和需求、确定营养干预目标、制订行动计划、评估效果等一系列步骤,帮助咨询对象掌握营养相关知识和技能,形成有利于健康的膳食模式,进而改善营养和健康状况。

营养咨询的对象通常为个人,但也可以是家庭和群体。以群体为对象的营养咨询,通常是针对存在着共同或相似营养问题的群体。除营养师外,医务人员、公共卫生人员、保健师、康复师等在开展临床诊疗、健康教育、预防保健、康复、护理等过程中,也可能会成为营养咨询服务的供给方。

有效的营养咨询,需要营养师与咨询对象共同协商,制订个体化营养干预计划。营养咨询的主要形式是访谈,核心内容是进行膳食指导,通常需要进行多次访谈才能达到转变膳食模式的目的。此外,营养咨询过程中,还要注意收集医疗和健康档案信息、饮食记录等。除了常见的面对面访谈,随着社会进步和科技的发展,也发展出电话访谈、网络访谈、即时通讯工具访谈等形式。

二、营养咨询的应用范围

1. 健康者的营养咨询 明确咨询对象的营养需求,评定潜在的营养问题,改进其膳食模式,维持和促进健康。

2. 营养相关疾病者的营养咨询 针对营养素缺乏症(如缺钙)、营养相关慢性病(如肥胖)等人群,评估营养问题、制订营养干预计划、帮助咨询对象改变膳食模式及其他影响健康的行为。

3. **住院病人的营养支持** 对于患有消化系统、泌尿系统疾病的患者给予营养支持和治疗。

4. **特殊人群的营养咨询** 对于备孕期妇女、孕妇、乳母、儿童等人群，讲解营养相关知识，养成健康饮食习惯，预防营养相关疾病的发生，及时发现和处理潜在的营养问题。

三、营养咨询的原则

1. **整体性原则** 营养咨询过程中，不能将营养和饮食问题作为独立的问题来对待，应遵循整体性、系统性原则，全面考虑影响咨询对象营养和健康状况的影响因素，关注行为生活方式、其他疾病状况、用药情况等，也要从生物 - 心理 - 社会医学模式的角度出发，考虑咨询对象的心理因素、职业特点、饮食习惯、特定文化、社会环境等。

2. **规范化原则** 营养咨询需要遵循规范化程序，按照营养评估、营养诊断、营养干预、营养监测与效果评估的流程开展，各流程环节密切联系，形成完整的咨询过程。不能将营养咨询狭义地理解为仅仅是提供咨询建议。规范化开展工作，是科学、有效、高质量营养咨询服务的前提，是咨询顺利进行并达到预期效果的保障。

3. **循证原则** 营养咨询需要依据循证原则，使用最高质量的可用信息作为制订营养干预计划的决策依据，同时要综合考虑咨询对象的实际情况，并结合营养师实践经验。优先选择中国居民膳食指南及针对特定问题和主题的膳食指南和专家共识。对于存在争议的研究成果，需要用批判性思维分析，慎重使用。

4. **伦理原则** 营养咨询遵循咨询的伦理原则，包括：针对咨询对象的个体情况，为其提供科学、全面、适宜的营养知识和信息；保障咨询对象的利益，基于专业评估制订营养干预计划，如果咨询对象无法接受该计划，尽可能提供替代方案；制订干预计划时，充分尊重咨询对象的自主权，尊重饮食文化、风俗习惯；咨询过程中，不能使咨询对象的身体、心理、情感受到伤害；尊重、平等、不歧视地对待所有咨询对象；对咨询对象的个人信息进行严格保密。

5. **个体化原则** 营养咨询需要在全面评估咨询对象的基础上，制订个体化营养干预计划，充分尊重咨询对象的意见，必要时能够提供替代方案，干预计划执行过程中，还需要根据计划执行过程中出现的问题，有针对性地做出动态调整。

四、营养咨询的依据

营养咨询的依据主要包括以下五类，应依据循证原则进行选择。

1. **政府及相关部门发布的政策、指南** 如《健康中国行动（2019—2030 年）》《中国居民膳食指南（2022）》《中国学龄儿童膳食指南（2022）》《儿童肥胖预防与控制指南（2021）》等。

2. **政府及相关部门发布的核心信息** 如《合理膳食健康教育核心信息及释义》《中国居民减盐核心信息十条》《中国居民健康素养——基本知识与技能（2015 年版）》《婴幼儿喂养健康教育核心信息》等。

3. **国家标准或行业标准** 《预包装食品营养标签通则》（GB 28050—2011）、《高血压患者膳食指导》（WS/T 430—2013）、《成人糖尿病患者膳食指导》（WS/T 429—2013）、《妊娠期糖尿病患者膳食指导》（WS/T 601—2018）、《恶性肿瘤患者膳食指导》（WS/T 559—2017）等。

4. 专业机构、行业学会出台的指南、专家共识等 如《中国儿童青少年零食指南(2018)》《中国超重/肥胖医学营养治疗专家共识(2016年版)》《超重或肥胖人群体重管理专家共识及团体标准》《心血管疾病营养处方专家共识》《营养素与疾病改善——科学证据评价》等。

5. 其他 文献报道、专家个人发布的营养健康信息等。此类来源的信息需要用批判性思维分析,慎重使用,重点辨别信息是否注明出处、标明证据来源、注明作者(个人或机构)及/或审核者的身份、作者及审核者有无专业资质与经验、是否说明信息的适宜人群或目标人群等。

第二节 营养咨询的流程

一、营养咨询流程概述

营养咨询需要按照规范化流程开展,以保证咨询对象得到安全、有效、高质量的营养咨询服务。美国营养学会制订的营养诊疗流程(Nutrition Care Process,NCP)和英国营养学会制订的营养工作模型与流程(Model and Process for Nutrition and Dietetic Practice),都为规范化营养咨询流程提供了参考。

营养咨询流程主要包括四个相对独立,但又相互关联的步骤:营养评估、营养诊断、营养干预、营养监测和效果评估。前两个步骤合称为问题识别,后两个步骤合称为问题解决。每个步骤为下一个步骤提供信息,但这一过程并不是绝对单向的,而是动态的、多向的。也就是说,当收集到新的信息时,就需要重新回顾之前的步骤,进行相应修改和调整。

二、营养评估

营养评估(nutrition assessment)是指收集有关咨询对象健康状况、营养状况和膳食模式的相关数据,并对照公认标准、指南等,分析咨询对象的营养状况。通过营养评估,营养师能够明确咨询对象存在的营养问题,为后续营养诊断提供基础信息。营养评估收集的数据主要包括以下五类。

1. 饮食和营养史 包括食物摄入、营养和健康的意识和自我管理、身体活动以及食物供应。食物摄入包括食物和营养素的摄入、饮食和零食模式、进食的环境、食物和营养耐受情况、当前膳食模式、膳食模式转变情况等。营养和健康的意识和自我管理包括关于饮食知识和信念、自我监测和管理、既往的营养咨询和教育等。身体活动包括体能状态、身体活动模式、久坐时间以及锻炼强度、频率和持续时间。食物供应包括食品选择、购买、准备的能力,以及食品安全、食品和营养计划等。

2. 人体测量 包括身高、体重、体重指数(BMI)、增长率、体重变化率等。

3. 生化数据和医学检查 包括实验室数据,如电解质、血糖、血脂、胃排空时间等。

4. 体检结果 包括口腔健康、一般体貌、肌肉、皮下脂肪状况等。

5. 个人情况 基本情况、医学和健康史、药物和膳食补充剂使用史、社会文化背景。基本情况包括性别、年龄、职业、家庭角色、受教育程度等。医学和健康史包括主要营养主诉、现患和既往疾病、手术史、慢性病或并发症风险、家族病史、心理和健康状况、认知能力等。

药物和膳食补充剂使用史包括,处方药和非处方药、膳食补充剂使用等。社会文化背景包括社会经济状况、宗教信仰等。

营养评估的数据来源包括,除了来自与咨询对象的访谈,还包括医疗和健康档案、家庭成员、护理人员提供的信息等。此外,还要注意收集有关的统计报告、流行病学调查数据等。

营养评估的工作内容包括:回顾已收集的影响营养和健康状况的因素;将对应某项营养诊断的个人数据信息进行汇总;确定可供对照比较的公认标准、建议或目标。营养师需要采用批判性思维,结合个体或群体的自身特点和所处环境,选择适当的数据来源和工具,合理应用、解读数据。

三、营养诊断

营养诊断(nutrition diagnosis)是从营养专业角度,对咨询对象存在的营养问题进行识别和描述。与医学诊断不同,营养问题是营养师能够独立处理的、通过膳食指导能够解决或改进的问题。例如,糖尿病是医学诊断的疾病,而碳水化合物摄入过多则是营养诊断。营养诊断可能是暂时的,随着营养干预的实施,营养诊断可能会改变或消失,医学诊断则只要病情存在就不会改变。营养评估所收集的数据是营养诊断的依据。

营养诊断书应包括三部分内容,即营养问题、病因、症状或体征三个部分。营养问题即营养诊断,是对咨询对象营养状况的描述,包括饮食摄入问题(如能量摄入不足)、营养临床疾病(如吞咽障碍)和行为-环境问题(如食物和营养相关知识缺乏)三个分类。病因是营养评估过程中收集的与营养问题有关的因素,包括病理生理、行为、心理、社会、文化等因素。症状或体征是支持诊断的证据,体征由专业人员检查获得,症状由咨询对象主诉获得。

营养诊断书格式为:"营养问题",原因是"病因",证据是"症状或体征"。

营养诊断书示例:

能量摄入过多,原因是骨折愈合期活动受限同时饮食摄入量不变,证据是过去3周体重增加了2.5kg,估算每天摄入能量超过参考标准约500kcal(1kcal=4.184kJ)。

脂肪摄入过多,原因是经常吃快餐,证据是血清胆固醇水平升高。

四、营养干预

营养干预(nutrition intervention)是指有目的、有计划改变营养相关行为、危险因素、环境因素及健康状况的行动。营养干预依据循证的营养指南、科研证据等,针对咨询对象的具体情况制订个体化营养干预计划。个体化营养干预计划的核心是膳食指导,但需要考虑咨询对象的营养知识和意识、饮食习惯、职业特点、风俗文化等。例如,针对咨询对象的特点安排健康知识讲解、家庭烹饪、食物选购、零食选择、身体活动等方面的指导。

营养干预包括制订干预计划和实施干预计划两个步骤。在制订营养干预计划时,要根据紧迫性、影响程度和可用资源,确定干预措施的优先顺序;依据参考标准、膳食指南,以及咨询对象的健康状况和营养诊断,确定个体化能量、食物或营养素的膳食推荐摄入量,制订营养处方;与咨询对象共同确定针对每个营养诊断的干预目标;根据当前最佳科学证据,制订干预策略;确定营养咨询的次数、频率、强度、时长和随访。在实施营养干预计划时,要向咨询对象详细讲解营养干预计划；根据咨询对象的需求，调整干预计划，随访并确实计划是否执行；根据干预计划实施效果，调整干预策略。

五、营养监测和效果评估

营养监测和效果评估（nutrition monitoring and evaluation）的目的是了解营养干预计划进展情况，以及是否达到预期效果。在首次营养咨询时，营养师可以选择合适的指标用于监测，该指标也是后续营养咨询时效果评估的指标。

监测指标包括：饮食情况、人体测量、生化数据、医学检查和体检结果、知识掌握情况、行为改变情况。监测指标的数据可以从咨询对象的饮食记录、人体测量结果、体检报告、医疗档案等途径获取。监测指标要根据患者情况个体化制订，并与营养诊断、干预计划和目标相对应。例如对于高血压患者的监测指标，可以包括是否会阅读食品标签、高盐食品食用频率、在外就餐频率、体重控制情况等。

进行效果评估时，将指标结果与之前状况、干预目标和参考标准等进行比较，确认干预措施是否按照计划实施，分析咨询对象的理解和依从情况，分析干预计划未到达预期效果的原因等。

六、营养咨询流程应用案例

张先生，因近期健康体检诊断为肥胖来营养门诊就诊。

1. 营养评估　经过询问饮食和营养史、家族史、营养知识、减肥需求等情况，结合体检报告进行系统评估，发现以下情况。

男性，35 岁，已婚，身高 180cm，体重 106kg，BMI 32.7kg/cm²。结婚前体重约 80kg，之后体重逐渐增长，近 3 年体重从 90kg 增加到 106kg。办公室职员，工作强度不大，存在久坐问题。无锻炼习惯。妻子和儿子体重正常，妻子孕期出现过血糖异常。母亲体重超重，患有糖尿病。姐姐体重超重，曾经有过高血糖史，后经饮食和锻炼，血糖控制稳定。因家族史缘故，对肥胖危害、营养干预内容有所了解，同时存在较多误区，但对于成功减肥有信心。

早餐、午餐均在单位就餐，因经常加班，晚餐也经常在单位用餐。单位为自助餐厅，各类主食、肉类、饮料丰富。饭量大，喜欢吃肉类、油炸食物和含糖饮料，使用蔬菜和水果沙拉时喜欢添加大量沙拉酱。周末或聚会时喝啤酒，平时不饮酒。根据 24 小时饮食回顾和食物频率调查问卷的分析显示，一天能量摄入量约为 4 200kcal，总脂肪约 200g，饱和脂肪约 100g。

2. 营养诊断　过量经口食物 / 饮料摄入，原因是与营养知识不足有关，证据是近 3 年体重增加了 16kg，超过每日能量摄入约 2 550kcal 的标准，超标约 1 650kcal。

3. 营养干预　营养处方：将每天能量摄入减少到 2 550kcal 左右，其中约 30% 的能量来自脂肪，控制饱和脂肪来源的能量在 10% 以内。

营养咨询：1 个月后复诊。

营养教育：参加为期 6 周的减肥课程，系统学习饮食记录、选择食物、烹调食物、运动等知识和技能。

4. 营养监测与效果评估　指标为营养知识知晓程度和体重。

第三节 营养咨询中的访谈

营养咨询的主要形式是访谈,因此,营养师需要掌握访谈的技巧。营养咨询的访谈,不同于日常闲谈,也不同于单向的问答,是营养师与咨询对象之间有目的性的互动交流过程,通过提问、回答、陈述、解释及非语言沟通,真实、全面地收集咨询对象的有关信息,讲解营养知识和膳食建议,设定行为改变目标,发现并解决执行过程中的问题,最终促进营养干预计划目标的达成。

常见的访谈形式是面对面访谈,随着社会进步和科技发展,访谈也发展出电话访谈、网络访谈、即时通讯工具访谈等形式。本节主要介绍面对面访谈,其基本原则、操作步骤和注意事项也能够为其他类型的访谈提供一定的参考。

一、访谈的作用

访谈在营养咨询的各个环节中都有重要作用。

1. 建立关系　在营养咨询最初阶段,访谈可以帮助咨询师与咨询对象建立起融洽的、互信合作的关系。

2. 收集信息　在营养评估环节,营养师可以通过访谈了解咨询对象的营养史、食物选择习惯、饮食文化及其他生活方式等,这也是做出准确营养诊断的基础。

3. 达成共识　在营养干预环节,营养师需要与咨询对象进行充分沟通,在此基础上制订营养干预计划。

4. 评估效果　在营养监测与效果评估环节,通过访谈,可以了解营养干预计划的实施进展、咨询对象行为和心理状况,及时发现问题,改进干预计划。

二、访谈的步骤

营养咨询首次访谈和后续访谈的步骤分别见图5-1和图5-2,二者基本一致,侧重点存在一些差别。访谈的步骤不是一成不变的,根据每次访谈的具体目标、咨询对象状况和需求、干预计划执行进展等情况,可以进行灵活调整。营养咨询不是独立、封闭的系统,还要考虑与临床诊疗、公共卫生、心理咨询等相关服务的衔接与配合。此外,访谈的过程中,营养师需要灵活应用本章第四节介绍的人际沟通技巧。

1. 问候与自我介绍　访谈的开场非常重要,决定了访谈的基调是友好或不友好,正式或非正式,放松或紧张,悠闲或匆忙,并影响咨询对象对营养师的看法。开场阶段营养咨询工作的主要内容包括问候、自我介绍、了解概况,目的是建立融洽的咨询关系,双方明确咨询目标。在咨询对象愿意并同意的情况下,访谈也可以包括咨询对象的亲属或护理人员,并以同样尊重的方式对待他们。

示例:您好!我是注册营养师×××,您是因为什么来做营养咨询?(首次访谈)……今天我们会给您做一系列评估,给您制订饮食、运动方面的计划,后续根据进展,还会需要多次咨询。

早上好!是内科医生把您转诊到营养咨询门诊,请问大致是什么情况?(首次访谈)

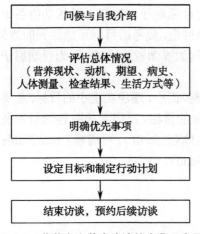

图 5-1　营养咨询首次访谈的步骤示意图

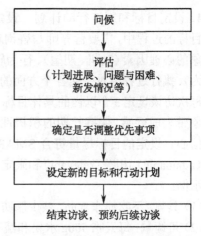

图 5-2　营养咨询后续访谈的步骤示意图

上次咨询之后，情况怎么样了，有什么进展？（后续访谈）

2. 评估总体情况　首次访谈需要进行系统的总体评估，了解咨询对象的营养现状、饮食习惯、咨询的需求、病史、检查结果、用药情况、家族史、生活方式状况等，需要询问一系列问题，进行人体测量，同时要配合查阅包括病历、检查报告等医学资料。常用膳食调查的方法包括 24 小时回顾、日常饮食记录和食物频率问卷。后续访谈中还需要查阅干预计划执行的记录表格，但其他评估内容相对简化。灵活运用本章第四节中介绍的提问技巧，尽量避免连续询问过多的问题。

示例：请您描述一下比较典型的您一天的安排，从早上起床到晚上最后一件事，说说您的饮食情况、日常活动、工作学习、聚会、锻炼等。

请您再介绍一下您工作生活的一些情况，因为您的工作强度、作息习惯、烹饪习惯、家人支持等，都是在制订干预计划时要考虑的因素，您看可以吗？

接下来的几个问题都和盐的摄入有关，问题比较多，但都只需要简短的回答即可。请问……？

3. 明确优先事项　在评估总体情况的基础上，营养师需要针对咨询对象的状况，依据专业知识，确定膳食干预的优先事项，提出建议，并与咨询对象进行讨论。这个步骤中，营养师需要向咨询对象讲解必要的营养知识和信息，说明改变膳食模式的必要性，介绍干预计划的概况，聚焦于最迫切的、改变后收益最大的干预内容，提供备选方案供咨询对象讨论和选择。需要注意的是，在讲解营养知识和信息时，要考虑咨询对象的健康素养水平和营养素养水平，注意简明、易懂地提供健康信息，配合使用传播材料。可以参考本章第四节介绍的教授技巧。

示例：您患高血压已经 5 年了，对于低盐饮食您了解多少？（了解咨询对象的营养素养水平）

这个减肥计划能够帮助您改变饮食行为，达到减肥的目的，而且您也能学到如何自己选购食物、健康的烹饪、安排一日三餐，保证减肥的效果能够持续。（概况介绍计划）

根据您的情况，需要减少食用油炸食品，也需要多吃蔬菜和水果，为了保证目标顺利达成，咱们可以各个击破，您想从哪里开始呢？（提供备选方案）

4．设定目标和制订行动计划　设定切实可行的目标是行为改变得以成功的基础。在设定目标的过程中，需要营养师与咨询对象双方协商讨论，要考虑目标可能达到的效果、咨询对象的心理因素（动机、期望）、行为转变的难度（例如戒烟较为困难，因为吸烟属于成瘾性行为）、执行过程中对生活各个方面的影响等。

每次访谈设定 3 个以内的具体目标。具体目标要少而小，逐步实现小的目标，能够给咨询对象带来成就感，保持长期的积极性。不切合实际的目标，反而会挫败咨询对象及营养师的信心。设定的目标尽量符合 SMART 原则，即具体（specific）、可衡量（measurable）、可实现（attainable）、相关（relevant）和限定时间（time-bound）。

示例：

（1）具体：不吃油炸食品，减少脂肪的摄入。

（2）可衡量：每天吃 500g 水果和蔬菜。

（3）可实现：将每天食用巧克力的量从 2 块减少到 1 块。

（4）目标：低盐饮食能够帮助控制血压，烹饪时使用限盐勺，减少食盐用量。

（5）限定时间：这是本周的目标。

目标设定后，要进一步将双方讨论结果进行总结，形成行为改变计划。行为改变计划将明确总体目标、具体行为目标，也包括促进行为转变的因素（奖励、社会支持）、自我记录和评估等。行为改变计划的元素可以包含以下项目：优先事项、重要性、具体目标、实现目标的具体步骤、需要准备、可能妨碍目标实现的事项、可以寻求的社会支持、强化新习惯的措施（奖励或鼓励）、自我监测（记录和回顾）、开始时间。

适当的奖励可以促进和加强咨询对象的行为转变。奖励应该是能够令人愉悦的东西，而且不以食物为基础，可以是休闲活动和爱好、与喜欢的人在一起、令人放松或有趣的事情、小礼品等；奖励也可以是精神上的鼓励。营养师需要帮助咨询对象设置奖励，也要向咨询对象实施奖励。

有效的社会支持对于行为转变非常重要。除了营养师，家人、朋友、同事等都能够给予不同形式的帮助。营养师应帮助咨询对象获得更多的社会支持，例如指导咨询对象与家人沟通的有关技巧，制作针对家人和护理人员的传播材料，询问咨询对象是否需要热线电话、互助小组等帮助等。

自我监测包括行为记录和回顾。记录包括就餐时间、地点、类别、数量、指标变化等，回顾包括检查自己目标是否实现、未能实现的原因、改进措施、自我感受等。自我监测可以为咨询提供依据，但不能强制检查其自我监测内容。

5．结束访谈　需要为访谈的结束阶段留有足够的时间，对协商确定的干预要点进行总结，明确目标，自我监测和回顾的要求，安排预约后续访谈。询问咨询对象是否还存在疑问，予以及时解答。访谈结束后，营养师应进行自我评估，可以从咨询气氛、开场效果、沟通技巧、整体效果、时长等进行评价，总结经验和改进措施。

三、影响咨询效果的因素

营养师的个人素质、语言表达、肢体语言、环境因素等均可能影响咨询的效果，应建立融洽的咨询关系；为咨询对象提供不受干扰的环境；让咨询对象感受到隐私得到保护；保持客观、积极的态度；考虑咨询对象的健康素养水平；尊重独特文化和风俗习惯等。

1. 咨询关系　营养师应充分认识到，建立合作互信的咨询关系是保障营养咨询顺利开展、咨询目标达成的基础。为建立合作互信的咨询关系，营养师应具备的基本素质包括：同理心、尊重、真诚、接纳、适当自我披露等。也就是说，营养师要具备能切身感受他人情感和情绪的能力；能够尊重咨询对象的价值观，不评判；对于其转变饮食模式所做的努力予以赞赏；坦诚待人，言行一致；能够为了咨询对象的利益，适时、适度的披露个人有关信息；能够传达温暖，做到情感支持；充满活力、传达信任，体现自己的专业水平。

2. 环境因素　营养咨询访谈不同于正式会晤，不宜过于正式，否则会给咨询对象带来一定压力和不适。访谈应在舒适、不受扰的环境进行。适宜的家具、照明、温度、通风等环境条件，可以提高访谈的效果。营养师与咨询对象应该能够保持眼神接触，尤其对于卧床病人，避免站在床边，尽量保持两人的头部在同一水平。营养师与咨询对象之间的距离在 0.6～1.2m 之间比较适合，座位保持 0.6～1.2m 的距离，既能留有空间不产生压迫感，又利于增进交流。减少座位间不必要的障碍物，如电脑、电话、书籍、植物等。此外，也应考虑在等候室的布置，可以摆放营养相关传播材料。

3. 语言风格

（1）描述的而不是评判的：对于咨询对象的行为、态度，不应进行评判，尤其是对于可能引起咨询对象防御反应的、敏感的话题，最安全、最不具攻击性的方法是尽可能客观地描述事实。

（2）平等的而不是上下级的：在讨论问题时，双方应平等相待，通力合作，营养师应注意避免以上级姿态提供建议的倾向，尊重咨询对象的选择权，必要时，需要提供替代方案供其选择。

（3）同理的而不是旁观的：持有同理心，努力理解咨询对象的经历、感受、情绪，表示理解、关心、担忧等，而不是以旁观者角度看待。

（4）复述：就是用自己的话把对方语言表达的意思重复出来，是一项重要的沟通技能。复述可以表示营养师在认真聆听，并尽力理解对方；当咨询对象提供的信息含混不清或存在矛盾时，复述还是一种委婉的提醒。

4. 咨询对象的因素

（1）健康素养水平：健康素养是指个人获取和理解健康信息，并运用这些信息维护和促进自身健康的能力。营养方面的健康素养也称为营养素养。我国居民健康素养水平和营养素养水平普遍不足，营养师应尽量通俗化讲解，配以示意图、音频、视频材料，留意咨询对象的理解程度、错误观念等。

（2）自我效能感：指人们对自己实现特定领域行为目标所需能力的信心或信念，简单来说就是个体对自己能够取得成功的信念。咨询对象自我效能感与营养干预计划是否能够成功实行密切相关，因此帮助咨询对象建立这种自信和能力，也是营养咨询过程中特别需要注意的内容。

（3）社会人口因素：咨询对象性别、年龄、职业、信仰、价值观、风俗习惯等，也是影响营养咨询效果的重要因素，需要根据咨询对象特点，灵活调整咨询风格和内容。例如，对于老年咨询对象，要考虑老年人的健康状况、用药情况、心理特点、行为习惯、家庭提供的社会支持、教育水平等。对于某些特定饮食习惯，还需要制订针对性的替代方案。

第四节 营养咨询的沟通技巧

沟通,也称人际传播,指人与人之间进行直接信息沟通的一种交流活动,可以通过语言完成,也可以通过非语言的方式进行,如动作、手势、表情、信号(包括文字和符号)等。营养咨询的沟通技巧,主要指在营养咨询访谈中,营养师采取的提问、倾听、反馈、教授等技巧。熟练运用这些沟通技巧,可以促进营养师与咨询对象建立融洽的关系,保证咨询对象能够充分理解营养知识及行为干预计划,从而遵从营养咨询建议,进而改变饮食及其他行为生活方式。

一、提问技巧

提问是获得信息最直接的方式。营养咨询中,营养师通常需要提问了解咨询对象的咨询需求、饮食习惯、生活方式、营养素养水平、饮食干预计划执行情况,以及影响其行为生活方式的深层次原因等。问题可以分为开放型或封闭型、中立型或倾向型、先导型或辅助型、探查型、陈述型、复合型等类型。通常以开放型问题开始,以先导型问题引出某个主题,采用封闭型、辅助型问题进一步追问以获得详细信息,灵活运用探查型、陈述型问题保证访谈顺利进行,避免采用倾向型、索究型和复合型问题。

1. 开放型问题(open questions) 开放型问题与封闭型问题相反,指回答没有限定的问题,为咨询对象留有充分发挥的空间,能够自由表达自己的想法、感受和事实,同时也给营养师倾听和观察的机会,可以获取较多的信息,全面、真实地了解咨询对象。在访谈开始阶段,开放性问题不具有较强的威胁性,能够传递友好,表达信任;开放的答案能够揭示影响咨询对象行为的深层次原因。缺点是需要花费较多的时间,还可能会收集到冗长、杂乱无章的回答,以及不必要的信息。

示例:

您喜欢吃什么食物?

您之前有过减肥经历吗?

关于均衡饮食,您是怎么看的?

从上次咨询到现在,您的饮食计划进展如何?

2. 封闭型问题(closed questions) 把应回答的问题限制在有限的答案中,要求对方做出简短而准确的答复。咨询对象仅仅需要回答"是"或"不是""有"或"没有""好"或"不好",或者非常简短的答案等。封闭型问题给营养师较大的主动权,能够快速获取具体信息,尤其适合仅需要简短问题做筛查评定的情况。其缺点是由于限制了问题的答案,导致信息收集不够全面、准确,或者需要提出更多的补充问题来获得额外信息。

示例:

您家里谁做饭?

您家里做饭用过低钠盐吗?

您有在两餐之间吃零食的习惯吗?

如果需要限制某类食品,你能做到吗?

3. 中立型问题（neutral questions） 中立型问题与倾向型问题相对应，指客观、中立的提问，咨询对象能够不受引导或暗示地独立做出回答。

示例：

您每天吃几顿饭？

您知道吃得咸对健康有什么影响吗？

您平时都喝什么饮品，包括水、牛奶、果汁、酒等？

4. 倾向型问题（leading questions） 也称诱导型问题，提问者在提问时表达了个人倾向，给对方以引导或暗示。尽管这种个人倾向可能是无意的，但却会对访谈结果产生不良影响，要尽量避免这种提问方式。需要注意的是，语气、语调、表情等非语言沟通方式，也会影响问题是中立的还是带有倾向的。

示例：

早餐很重要，您每天都吃吧？

您知道吃得咸对血压不利吗？

牛奶营养丰富，您每天都喝吗？

5. 先导型问题（primary questions） 先导型问题与辅助型问题相对应，用于引出某个相对独立的新主题或内容，后续的若干问题将围绕这一主题或内容展开。

示例：

下面，请您说说您在家的烹饪情况吧？

刚才了解了您在家就餐的情况，下面请您说说您在餐馆就餐的情况吧？

6. 辅助型问题（secondary questions） 辅助型问题是在询问完先导型问题后的追问，要求咨询对象进一步补充具体信息或进行明确解释等。需要追问的原因包括，咨询对象回答不够具体、表述模糊、可能存在误解等。

示例：

您在家烹饪时，记录用油量了吗？

刚才您说到餐馆用餐的次数，把点外卖也包括在内了，是吗？

7. 探查型问题（probing questions） 探查型问题是辅助型问题的一种，用于紧跟着某一问题的补充询问，要求咨询对象对提供的信息进行说明或补充。在进行饮食回顾时，探查型问题可以通过一些提示，帮助咨询对象进行回忆。

示例：

您能再详细说说吗？

当时用餐的有几个人？

您们点了饮料吗？

8. 陈述型问题（directives questions） 连续的、过多的提问式问题，可能会使咨询对象产生一定压力，有一种被审问的感觉，此时，可以用陈述型问题来引出提问。

示例：

您给我介绍一下上次制订计划的执行情况吧。

我想听听您采取低盐饮食遇到的疑问或困难。

9. 索究型问题（"why" questions） 索究型问题是为了了解咨询对象存在某种观点或行为原因的提问，也就是"为什么"类问题。由于此类问题容易传递不赞成、不理解或不高兴等情绪,带有一定的质问色彩,可能会引起咨询对象的防御情绪,导致不能获得真实信息,甚至影响咨询的顺利进行,因此避免采用以"为什么"开头的问题。

示例:

您为什么不更严格地遵守您的饮食?

您为什么不吃早餐呢?

您为什么没能坚持运动计划?

10. 复合型问题(combined question) 复合型问题指一句话中包括了两个或两个以上的问题,此类问题容易使回答者感到困惑而无从回答,结果哪个问题都答不清楚,提问者所收集的信息可能会被遗漏或不准确。

示例:

您每天都喝牛奶、吃坚果吗?

您每周都吃猪肉、牛肉、鱼肉吗?

您的主食中有薯类和杂豆吗?

二、反馈技巧

对于咨询对象的回答,营养师需要做出适当反馈,以推动咨询过程顺利进行。应根据咨询对象的背景、性别、年龄、文化程度、宗教信仰、性格等情况,给予恰当的反馈。反馈既包括语言反馈,也包括非语言反馈,如眼神、表情、动作、手势、停顿等。反馈可以分为理解型、探查型、质问型、评价型等类型,有些类型的反馈能够发挥很好的效果,有些类型则是需要避免的。

1. 理解型反馈(understanding responses) 理解型反馈是一种较好的反馈类型。营养师尽力理解咨询对象,而不是评判对方,有助于建立融洽的咨询关系,这是开展咨询的基础。营养师不仅要关注咨询对象说的内容,更要关注其表达出的情绪和态度,可以运用复述的方法表示对咨询对象的理解,帮助咨询对象自己认识问题,进而采取更为积极的情绪接受后续的咨询。

示例:

咨询对象:这周我的体重一点没减。就吃了几块饼干。饮食计划根本不起作用。

营养师:我明白,您因为体重没减而忧虑,担心是吃的东西或者饮食计划有什么问题。

其他示例:

我理解,您应该是觉得……

我觉得,您这么说,是因为……

您的意思是不是……

不知道我理解得对不对,您是觉得……

听到您这么说,我觉得您是……

2. 探查型反馈(probing responses) 在需要回忆细节时,探查型反馈有利于明确信息或获取更多的信息。例如,在做饮食回顾时,经常会问到有关食物的数量、烹饪方法、零食等细节,探查型反馈就是运用辅助型、探查型问题及非语言沟通方式等,鼓励咨询对象讲述更多的细节,可以帮助营养师获得更多的信息,明确问题所在。同时,要避免使用带有威胁性、判断性、诱导性的表述。

示例：

咨询对象：这周我的体重一点没减。就吃了几块饼干。饮食计划根本不起作用。

营养师：看来您觉得饮食计划不起作用。您能再详细说说吗？

其他示例：

请您再解释一下……

还有吗？

如果答案含糊不清，营养师可以回答：

您说的……是什么意思？我没有太明白。

探查型反馈也用于咨询对象没有组织好语言，表述犹犹豫豫的情况下。营养师可以停下来等待咨询对象整理思路，同时应表现出专注、期待的神情，暂时避免目光接触，同时，应避免过长时间的沉默。可以采取"我明白""我理解""您继续"等鼓励咨询对象继续表述。当咨询对象在 30～60s 内没有继续说话，可以用重复对方某句话或最后一句话的技巧，来打破沉默。

3. 质问型反馈（confrontational responses）　质问型反馈用于咨询对象的表述前后矛盾、含混不清、与现实情况可能存在出入等情况下。营养师通过巧妙地、试探性地提醒，引起咨询对象的注意，鼓励咨询对象补充信息，进一步做解释和确认。质问型反馈的目的是识别咨询对象遗漏、混杂、扭曲的信息，鼓励咨询对象识别和应对由于心理认知导致的某些自欺欺人的行为，从而探索解决方案。可以采用陈述型、探查型问题，要求咨询对象做出补充说明，也可以运用复述的方法陈述性描述咨询对象的信息和行为。

质问型反馈需要较高的技巧，掌握适当的时机，不建议经验不足的营养师使用。避免在缺乏融洽的信任关系和良好气氛的情况下使用，否则，不利于营养咨询顺利进行。咨询对象面对质问型反馈可能会出现否认、部分接受、接受、形成新的解决方案等情况。

营养师在运用质问型反馈时应注意以下原则。

（1）对咨询对象的信息或行为进行陈述性描述，而不是进行评价或评判。

（2）列举具体示例，而不是做出笼统的结论。

（3）以融洽、互信的咨询关系为前提。

（4）选择咨询对象可以接受的时机。

（5）不要让咨询对象在短时间承受太多的质问。

示例：

刚才您说到关于选购食物的问题，您再跟我详细谈谈吧。

我觉得您说到一个复杂的问题，还请解释一下吧。

根据您刚才的描述，聚会是每周三次，对吗？

根据您说的话，我理解您的困难是虽然想减肥，但是应酬交际让您没法实施，对吗？

4. 其他反馈类型

（1）评价型反馈（evaluative responses）：是指对咨询对象行为或回答进行评判，或暗示咨询对象应该产生某种感受。否定评价所引出的建议，接纳效果不好。忽视咨询对象的心理需求，不能真正解决存在的问题，咨询对象可能会不接受建议。

（2）敌对型反馈（hostile responses）：指营养师不能很好地控制愤怒、沮丧等负面情绪，导致咨询对象的不配合，甚至是对抗、愤怒、羞辱等。愤怒、敌意形成恶性循环，严重破坏营养师和咨询对象间的关系。咨询过程中,必须避免敌对型反馈。

(3)安慰型反馈(reassuring responses):面对饮食计划失败的情况,安慰型反馈不会起到建设性作用,因为咨询对象得到的暗示是没有值得担心的问题。安慰型反馈不利于讨论和解决问题。尽管承认饮食计划失败对咨询对象是一件非常困难的事,但承认失败是表明问题重要、需要讨论的前提。

(4)分享型反馈(sharing responses):营养师通过自我披露,分享个人有关信息。例如介绍自己行为改变的成功经历或是曾经遇到的相似困境等。目的是为咨询对象提供一个有利于交流的环境,拉近咨询对象与营养师间的距离,帮助咨询对象更轻松、更自在地讲述个人信息,影响咨询对象的认知和行为变化。自我披露应注意适度使用,避免注意力转移或引起争论。

三、教授技巧

营养师的工作内容包括教授咨询对象营养相关的信息和观念,提供饮食、烹饪的建议,介绍饮食记录的方法等。主要需要的技能包括指导、构建语言场景和提供信息。

1.指导(instructions) 指导是指营养师通过一项或多项指令,向咨询对象讲解营养干预计划和具体的实施步骤。营养师应要求咨询对象重复指导的内容,以确认信息传达准确,咨询对象已经完全理解。指导的表达方式不应过于强势。

示例:

我希望您……

您按照以下的方法,应该会很有帮助……

您可以……

2.构建语言场景(verbal setting operations) 构建语言场景是指营养师描述营养干预计划以及干预计划的潜在价值,让咨询对象对整个干预计划有全面了解,对未来可以达到的成效抱有信心。语言设定操作特别适用于那些因缺乏期待和信心导致负面情绪的咨询对象。

示例:

我来向您介绍一下营养咨询大致的流程和工作内容,这可能需要一段时间才能见效,我们会根据您的情况定制个体化营养干预计划,您回到家需要按照这个计划执行,根据您的情况,后续还会调整计划。

这个减重计划能够帮助您改变饮食行为,达到减重的目的,而且您也能学到如何自己选购食物、健康的烹饪方法、安排一日三餐等,保证减重的效果能够持续。

3.提供信息(information giving) 营养师在提供信息时应注意以下原则。

(1)提供具体、清晰、详细、简洁、简单的信息。

(2)限制每次提供的信息量。

(3)重复重要信息。

(4)询问并讨论咨询者对信息的感受和理解。

(5)使用具体事例、案例等强化信息对个人的重要性。

(6)配合使用适合的传播材料,如示意图、截屏模型、表格、挂图、音频、视频等各种类型传播材料。

（7）确认咨询对象是否理解，要求复述重要信息。

四、倾听技巧

倾听（listening skill）是从语言和非语言信息中接收、构建意义并作出反应的过程。倾听可能是一项最古老的医疗服务技能，积极的倾听是和谐人际关系和优质医疗服务的基础。积极倾听的技巧包括以下六点。

1. 保持沉默，专心地听，不轻易打断咨询对象的讲话，耐心等待对方讲完。避免分心，避免将注意力转移到你自己的问题上。

2. 以客观的态度、开放的心态、探究的精神来听。可以试着在心里重复对方的话，而不是形成自己的观点。

3. 注意咨询对象的语气、语速、语调、表情、肢体语言等信息，帮助确定所说内容的含义及其重要性。

4. 倾听的同时进行思考，充分理解咨询对象的意思，与其他信息相联系。对敏感问题，更要善于听出话外音，以捕捉真实的信息。

5. 始终保持友好和礼貌，利用各种语言和非语言的方式表示在认真听，使对方感到轻松和受到尊重，如用目光注视对方的眼睛，用视线进行交流，或点头、做简单应答，鼓励对方说话。

6. 做记录应尽量简洁，记录关键信息和主要观点。不应在听对方讲话时被其他事情干扰，如接电话、看文件、看表等。

五、非语言沟通

非语言沟通（nonverbal communication）行为涉及体态学、副语言学和人际距离学的内容。体态学指各种身体行为，如面部表情、肢体语言；副语言学指信息通过语言传递的方式，如语调、流利度；人际距离学涉及环境和个人空间。

（一）咨询对象的非语言沟通

营养师要仔细观察咨询对象的非语言沟通行为，理解咨询对象的情绪，调控咨询现场的氛围，分析与语言沟通传达不一致的信息等。

（二）营养师的非语言沟通

营养师自身的非语言沟通行为也会被咨询对象敏锐地捕捉到，应注意恰当使用非语言沟通，表示友好、关心和尊重，树立专业、可信的形象，避免给咨询对象带来压力，保证咨询在良好的氛围中进行。应注意做到：面带微笑，营造欢迎、友好的气氛；采取亲切、专注的眼神表示尊重和关心，但不是凝视或盯着对方看；面向咨询对象，身体微向前倾；通过不时点头，以表示肯定；同性的咨询对象，可以用拍肩膀等肢体接触表示鼓励；通过改变声调节奏，合理运用笑声，调节咨询气氛；座位保持 0.6～1.2m 的距离，既能留有空间不产生压迫感，又利于增进交流；减少座位间不必要的障碍物。此外，还应注意服饰整洁、仪表端庄。

第五节 营养咨询的应用

一、营养咨询在高血压干预中的应用

（一）营养与高血压的科学证据

不健康的饮食行为是高血压的重要危险因素。钠的摄入量与血压水平和高血压患病率均呈正相关，减少食盐的摄入量，可有效改善高血压，目前世界卫生组织推荐食盐摄入量为每人每日＜5g。钾有直接扩张血管的作用，能增加尿钠排除而降低血压。降低饮食中的钠钾比，减少钠的摄入，增加钾的摄入，能够降低血压。长期过量饮酒是高血压的独立危险因素，限制饮酒与血压下降显著相关。超重和肥胖是导致高血压的重要危险因素。膳食钙、镁的摄入量和血压呈负相关。膳食纤维可以降低钠盐吸收，增加钠离子排出，抑制血压升高。增加不饱和脂肪酸（如大豆油、橄榄油、茶油等植物油以及鱼油）的摄入和减少饱和脂肪酸（如猪油、黄油等）的摄入有利于降低血压。

（二）膳食指导原则

高血压患者应采用低盐（或无盐、低钠）高钾膳食，并适当增加钙和镁的摄入量。每日食盐摄入量不超过 5g，根据病情可选择三种钠摄入量等级：低盐膳食、无盐膳食和低钠膳食。低盐膳食全天摄入钠在 2g（相当于食盐每天摄入 5g）以内；无盐膳食全天摄入钠在 1g 以内，烹调中不放食盐；低钠膳食全天摄入钠在 0.5g 以内，烹调中不放食盐，且注意控制高钠食物。

高血压患者每天的进食量要适当，以保持适宜的体重。体重正常的高血压患者每天能量的摄入可按每千克体重 25～32kcal 计算；超重和肥胖患者除适当增加身体活动外，应适当减少每天的能量摄入，在目前能量摄入量的基础上减少 300～500kcal/d，或者女性患者能量摄入量在 1 000～1 200kcal/d，男性患者能量摄入量在 1 200～1 600kcal/d。

高血压患者要限制饮酒，尽量少喝或不喝酒。对于原来有饮酒习惯的患者，每天饮用酒的酒精量成年男性不超过 25g，成年女性不超过 15g。

在食物的选择上，高血压患者应遵循食物多样化及平衡膳食的原则，尽量减少摄入富含钠盐、油脂和精制糖的食物，限量食用烹调油。增加全谷类和薯类食物的摄入，粗细搭配。少食用或不食用加入钠盐的谷类制品，如咸面包、方便面、挂面等。选择鱼、虾、禽、蛋和瘦肉类食品，每日摄入鱼虾类约 25～50g，禽肉类 25～50g，蛋类 25～50g，畜肉类 25～50g。少食用或不食用高钠盐、高脂肪、高胆固醇的动物性食物。优先选择脱脂或低脂牛奶、酸奶，建议每日摄入奶类 200～300g。每日适量食用豆制品，不宜食用豆豉、豆瓣酱、腐乳、臭豆腐、咸豆汁等。每日蔬菜摄入量为 500g，推荐食用含钾丰富的蔬菜，如菠菜、芥蓝、莴笋叶、空心菜等；每日水果摄入量不少于 200g。可适量食用坚果。优先选择富含不饱和脂肪酸的橄榄油、菜籽油以及含不饱和脂肪酸的大豆油、玉米油、花生油等，每天烹调用油控制在 20～30g。少食用或不食用油炸、富含油脂和反式脂肪酸的食品。

（三）营养咨询流程

1. 营养评估 了解高血压患者的基本情况、疾病史、饮食习惯、饮酒行为、口味偏好、调味品使用习惯、高盐食物选购、身体活动、营养与高血压知识掌握情况等。

2. 营养诊断　　是否存在钠摄入过量，钾、钙、镁摄入不足，脂肪摄入过量，超重或肥胖等营养问题。

3. 营养干预　　依据膳食指导原则，结合咨询对象具体情况制订营养干预方案，包括采用低钠高钾、钙、镁膳食，限制能量摄入，保持健康体重，限制饮酒等。

4. 营养监测与效果评估　　选择食盐摄入、血压、体重等指标作为监测指标，在后续咨询时，追踪指标变化，评估营养咨询效果。

（四）高血压营养咨询策略

1. 讲解营养与高血压知识　　提供充足的营养知识是保证咨询对象依从性的关键，要告知高血压患者营养与高血压的相关知识，包括严格限制钠摄入的意义、钠与盐的关系、常见的高盐食物、选购预包装食品的技巧、烹饪低盐菜品的技巧等。

示例：

咨询对象：人不吃盐，会没力气的，怎么能少吃盐呢？

营养师：人体确实离不开盐，但是不用担心低盐饮食会导致没有力气，实际上，很多食物中天然就含有盐。相反，要是盐吃多了，导致血压升高，更会危害健康。

2. 激发自我效能　　帮助高血压患者树立低盐饮食的信心，告诉咨询对象，人的口味是可以慢慢变淡的，少放 5%～10% 的盐，并不会影响菜肴的口味。循序渐进地进行减盐，2～3 个月后，就会自然而然地习惯清淡低盐的口味，也能更好地享受食物的天然美味。

示例：

咨询对象：我就是口味重，淡的菜，不好吃。

营养师：成年人的口味不好改变，但不是不能改变，您不用一下子减到每天 5 克以下，可以逐步减盐，不知不觉口味就变淡了，我告诉您一些逐步减盐的技巧……

3. 帮助强化行为　　饮食记录是咨询对象进行自我监测的常用方法，营养师可以利用饮食记录结果对咨询对象的行为进行强化，帮助高血压患者形成低盐饮食习惯。营养师可要求咨询对象参考表5-1进行饮食记录，并重点记录每日盐（钠）的摄入情况，评估钠的摄入量是否按计划逐步降低，血压是否得到有效控制。营养师可对其正向行为进行鼓励，以强化其行为转变。

表 5-1　盐（钠）摄入情况记录表（示例）

时间	地点	烹饪添加盐（数量）	高盐调味品（种类、数量）	预包装食品（种类、数量）	其他

注：数据为个人估算量，估算时应考虑就餐总人数、进食量等。

示例：

您的表格记录得很详细，能够看出来，您很重视减盐这件事，这对您控制高血压特别重要。

从这段时间的记录来看，您的盐摄入量明显降低了，已经达到每天 5g 以下了，您的血压也控制得很好，要继续坚持啊。

我发现，您现在自己在家做饭多了，点外卖、在外就餐少了，这很好，家里烹饪一般用盐和高盐调味品都会少一些。

二、营养咨询在超重肥胖干预中的应用

（一）营养与超重肥胖的科学证据

中国肥胖问题工作组根据中国人群大规模调查数据分析提出，我国成人 BMI 24.0～27.9kg/m² 为超重，28.0kg/m² 以上为肥胖。肥胖是由于能量代谢失衡所致，长期能量摄入大于能量消耗，多余能量转变为脂肪储存在体内，超过了体脂储备即可引起肥胖。已有研究证明含脂肪多而其他营养素密度低的膳食，引起肥胖的可能性最大。因此，限制总能量和脂肪摄入量是控制体重的基本措施。

进食行为也是影响肥胖症发生的重要因素。不吃早餐常常导致午餐和晚餐时摄入的食物较多，使一日食用的食物总量增加。《中国居民膳食指南（2022）》提出，三餐的食物能量分配及间隔时间要合理，一般早餐 25%～30%，午餐 30%～40%，晚餐 30%～35%。晚上吃得过多而运动相对较少，会使多余的能量在体内转化为脂肪储存起来。快餐食品往往富含高脂肪和高能量，且其构成比较单调，经常食用会导致肥胖，并有引起某些营养素缺乏的可能。进食速度快、经常性暴饮暴食、夜间加餐、喜欢零食也是许多人发生肥胖的重要原因。

（二）膳食指导原则

对于超重患者，能量控制重点是防止体重增加；对于肥胖患者应使饮食供给的能量低于实际消耗能量，让机体能量代谢处于"负平衡"状态，从而逐渐减少体内多余的脂肪。低能量的减重膳食一般设计女性为 1 000～2 000kcal/d，男性为 1 200～1 600kcal/d，或比原来的每天习惯摄入能量低 300～500kcal。能量控制要结合咨询对象的年龄、性别、身体状况、生活和饮食习惯、是否伴有慢性疾病等因素综合考虑。减重速度不宜过快，并应配合身体活动，使体重逐步缓慢地降低到目标水平。

减重膳食构成的基本原则为低能量、低脂肪、适量优质蛋白质、含复杂碳水化合物（如谷类），增加新鲜蔬菜和水果在膳食中的比重。在能量负平衡时，摄入足够蛋白质可以减少人体肌肉等组织中的蛋白质被动员作为能量而被消耗。建议选择富含优质蛋白质（如瘦肉、鱼、蛋白和豆类）的食物，适当减少碳水化合物，但不要减少谷类食物占食物总量的比例。减少脂肪摄入，少食油炸食品，控制烹调用油，增加膳食纤维，严格限制高能量零食、精制糖及含酒精饮料，必要时服用含维生素 A、维生素 B_2、维生素 B_6、维生素 C 和锌、铁、钙等微量营养素的补充剂。

（三）营养咨询流程

1. 营养评估　了解超重或肥胖患者的基本情况、饮食习惯、减重意愿、三餐是否规律、作息是否规律、个人自律性、是否合并其他慢性病等。

2. 营养诊断　是否达到超重或肥胖的标准，是否存在能量摄入过量、脂肪摄入过量、膳食纤维摄入不足等营养问题，是否存在暴饮暴食、身体活动不足等情况。

3. 营养干预　依据膳食指导原则，结合咨询对象具体情况制订营养干预方案，包括控制总能量、选择优质蛋白质、适当减少碳水化合物摄入、减少脂肪摄入、增加膳食纤维摄入、

限制零食和饮酒、服用营养素补充剂、增加身体活动等。

4. 营养监测与效果评估 指导咨询对象每天记录体重、饮食和运动情况，定期测量腰臀围，监测指标同时也是后续咨询中效果评估的指标。根据效果评估结果，调整营养干预计划。

（四）超重肥胖营养咨询策略

1. 讲解超重肥胖与营养相关知识 营养师要告知咨询对象超重肥胖的危害，同时告知逐步减重的策略，避免咨询对象盲目减重，采取极低能量膳食（即能量总摄入低于每天800kcal 的膳食）。讲解进食行为、身体活动等因素对体重的影响，帮助咨询对象制订包括饮食和运动建议的综合干预方案。

2. 逐步改变行为 超重肥胖问题的咨询对象往往存在多种不健康饮食行为，为保证营养咨询的效果，需要从少而小的目标出发。设定的目标尽量符合 SMART 原则，逐步实现膳食模式的全面转变，保证咨询对象的成就感和积极性。

可以采用签署行为契约的方式，参考图5-3，设定膳食模式转变的具体目标。

> **行为契约**
>
> 本人将严格限制以往经常食用的高热量零食，包括：奶油蛋糕、炸鸡排、炸薯条和巧克力。
> 本人将替代食用低热量零食，包括：无糖酸奶、新鲜水果。
> 如果完成目标，可以选择以下其中一项奖励：买一个小礼物、看一场电影、去游乐场玩。
> 如果未完成目标，则没有任何奖励。
> 营养师将于每次营养咨询时查看饮食记录。
>
> 咨询者：_____
> 监督人：_____
> 营养师：_____

图5-3 行为契约（示例）

3. 做好饮食记录 详细、如实的饮食记录，是营养师制订、评估、调整营养干预计划的重要依据。营养师可要求咨询对象参考表 5-2 进行饮食和运动记录。对于咨询对象的正向行为，营养师应予以积极评价，以强化其行为转变。

表5-2 饮食和运动记录表（示例）

时间	地点	进食时间	饥饿情况	食物（种类、数量）	运动情况	共餐人

注：饥饿情况采用0～3级评分，数据为个人估算量，估算时应考虑就餐总人数、进食量等。

4. 寻求社会支持 由于饮食受家庭成员、朋友及同事等影响较大，在实施营养干预计划过程中，应积极寻求家庭成员及社交圈的鼓励和支持。例如，营养知识的讲解不仅要针对肥胖患者本人，还要针对负责选购、烹饪食物的家庭成员；家庭成员可以作为监督人，提醒、督促咨询对象执行营养干预计划，朋友、同事也可以成为聚会时的监督人；在咨询对象取得明显进步时，家庭成员或朋友应予以鼓励。

三、其他人群营养咨询要点

（一）家庭营养咨询要点

按需购买食物，合理储存；选择新鲜、卫生、当季的食物，采取适宜的烹调方式；按需备餐，小份量食物；建议选购食品时看标签；在外点餐根据人数确定数量，集体用餐时采取分餐、简餐、份饭；倡导在家吃饭，与家人一起分享食物和享受亲情，传承和发扬我国优良饮食文化。

（二）一般人群营养咨询要点

每天的膳食包括谷薯类、蔬菜水果类、畜禽鱼蛋奶类、大豆坚果类等食物，平均每天摄入 12 种以上的食物，每周 25 种以上。不能生吃的食材要做熟后食用，生吃蔬菜水果等食品要洗净，生、熟食品要分开存放和加工。日常用餐时宜细嚼慢咽，保持心情平和，食不过量，但也要注意避免因过度节食影响必需营养素的摄入。少吃肥肉、烟熏和腌制肉制品，少吃高盐和油炸食品，控制添加糖的摄入量。足量饮水，成年人一般每天 7～8 杯（1 500～1 700ml），提倡饮用白开水或茶水，少喝含糖饮料；儿童少年、孕妇、乳母不应饮酒。

（三）孕产妇和家有婴幼儿的人群咨询要点

孕妇常吃含铁丰富的食物，增加富含优质蛋白质及维生素 A 的动物性食物和海产品，选用碘盐，确保怀孕期间铁、碘、叶酸等的足量摄入。母乳是婴儿理想的天然食物，孩子出生后尽早开始母乳喂养，尽量纯母乳喂养 6 个月；6 个月后逐渐给婴儿补充富含铁的泥糊状食物，1 岁以下婴儿不宜食用鲜奶。

（四）儿童青少年营养咨询要点

注重饮食习惯。每天吃早餐，合理选择零食，在两餐之间可选择适量水果、坚果或酸奶等食物作为零食。足量饮水，首选白开水，少喝或不喝含糖饮料。自我监测身高、体重等生长发育指标，及早发现、科学判断是否出现超重、肥胖等健康问题。

（五）老年人营养咨询要点

选择营养食品，保证食物摄入量充足。摄入足量的鱼、虾、瘦肉、鸡蛋、牛奶、大豆及豆制品，多晒太阳，适量运动，有意识地预防营养缺乏，延缓肌肉衰减和骨质疏松。老年人的 BMI 在全人群正常值偏高的一侧为宜，消瘦的老年人可采用多种方法增加食欲和进食量，吃好三餐，合理加餐。消化能力明显降低的老年人，宜食用细软食物，少量多餐。

（六）贫血、消瘦等营养不良人群营养咨询要点

在合理膳食的基础上，适当增加瘦肉类、奶蛋类、大豆和豆制品的摄入，保持膳食的多样性，满足身体对蛋白质、钙、铁、维生素 A、维生素 D、维生素 B_{12}、叶酸等营养素的需求；增加含铁食物的摄入或者在医生指导下补充铁剂来纠正贫血。

（聂雪琼）

参 考 文 献

[1] 田向阳，马辛. 医患同心：医患沟通手册 [M]. 北京：人民卫生出版社，2014.

[2] 中国健康教育中心. 基层健康教育工作手册——实用方法与技能 [M]. 北京：中国人口出版社，2018.

[3] 王陇德，马冠生. 营养与疾病预防——医护人员读本 [M]. 北京：人民卫生出版社，2015.

[4] 中国营养学会. 中国肥胖预防和控制蓝皮书 [M]. 北京：北京大学医学出版社，2019.

[5] 国家卫生健康委员会疾病预防控制局，中华心血管病杂志编辑委员会，国家心血管病中心，等. 中国高血压健康管理规范（2019）[J]. 中华心血管病杂志，2020，48（1）：10-46.

[6] 中国康复医学会心血管病专业委员会，中国营养学会临床营养分会，中华预防医学会慢性病预防与控制分会，等. 心血管疾病营养处方专家共识 [J]. 中华内科杂志，2014，53（2）：151-158.

[7] RAYMOND J L, MORROW K. Krause and Mahan's food & the nutrition care process[M]. 15th ed. St. Louis, MO: Elsevier, 2020.

[8] HOLLI B B, BETO J A. Nutrition counseling and education skills: a guide for professionals[M]. 7th ed. Burlington, MA: Jones & Bartlett Learning, 2020.

[9] VAN SERVELLEN G M. Communication skills for the health care professional: context, concepts, practice, and evidence[M]. 3rd ed. Burlington, MA: Jones & Bartlett Learning, 2018.

[10] BAUER K D, LIOU D. Nutrition counseling and education skill development[M]. 4th ed. Boston, MA: Cengage Learning, 2020.

[11] GANDY J. Manual of Dietetic Practice[M]. 6th ed. Oxford: Wiley-Blackwell, 2019.

[12] HAMMOND M I, MYERS E F, TROSTLER N. Nutrition care process and model: an academic and practice odyssey[J]. J Acad Nutr Diet, 2014, 114（12）：1879-1894.

[13] SWAN W I, VIVANTI A, HAKEL-SMITH N A, et al. Nutrition care process and model update: toward realizing people-centered care and outcomes management[J]. J Acad Nutr Diet, 2017, 117（12）：2003-2014.

第六章 营养教育

营养教育(nutrition education)是以改善居民营养状况为目标,通过营养信息交流,帮助个体和群体获得食物与营养知识、形成健康饮食行为的教育活动和过程,是健康教育的重要组成部分。

世界卫生组织(WHO)认为"营养教育是通过改变人们的饮食行为而达到改善营养状况目的的一种有计划的活动"。营养教育通过有计划、有组织、有系统和有评价的干预活动,普及基本营养知识和食品安全知识,引导公众树立正确和健康的营养理念,掌握合理营养、均衡膳食、食品安全的基本技能,使其养成健康的饮食行为,提高营养素养,在面临营养与食品卫生方面的问题时,有能力做出有益于健康的选择。

营养教育的目的在于提高各类人群对营养与健康的认识,消除或减少不利于健康的膳食营养因素,改善营养状况,预防营养性疾病的发生,提高居民健康水平和生活质量。实践证明,营养教育具有途径多、成本低、覆盖面广、收效大的特点,对提高居民的营养知识水平、合理调整膳食结构以及预防营养相关疾病切实有效,是改善居民营养状况的重要手段,对于我国居民应对上述营养问题的三重挑战、提高国民健康素质、全面建设小康社会具有重要意义。

第一节 营养教育的内容、对象和形式

营养教育并非仅仅传播营养知识,还应为个体、群体和社会改变膳食行为提供必需的营养知识、操作技能和服务能力。营养教育不仅是独立的健康教育干预项目,更重要的是营养改善行动的重要组成。特定人群营养改善、体重管理、肥胖防控、慢性病预防控制等公共卫生干预,都将营养教育作为重要的工作内容。

一、营养教育的内容

营养教育的内容应根据对象的需求确定,一般来说,包括以下五个方面。

1. 合理营养、平衡膳食、营养素养等营养和食品安全基本理念和概念 包括食物的消化和吸收,能量和宏量营养素、矿物质、维生素、水和其他膳食成分等营养学基础知识,营养素养、合理营养、平衡膳食等基本概念、基本要求等。

2. 一般人群和特定人群营养需要和膳食指南 根据一般人群、孕妇、乳母、婴幼儿、儿童、青少年、老年人的生理特点和营养需要,科学普及针对一般人群和特定人群的膳食指南。

3. 营养与食品安全基本知识与技能 包括各类食物营养特点、各类食品卫生要求、食源性疾病及预防、食谱设计与膳食管理、餐饮食品卫生管理等。掌握营养素、食物摄入量计算、食物标准分量等基本技能,熟练使用平衡膳食餐盘、平衡膳食算盘等辅助工具。

4. 预防控制营养相关疾病的知识与技能　包括健康行为建立、危害健康行为干预等基本方法。

5. 营养和食品安全相关法律法规和政策。

二、营养教育的对象

营养教育是公共营养和健康教育的重要组成部分。在实践中，营养教育用到公共卫生、营养学、社会学、心理学、教育学和传播学等多学科的理论和方法，营养教育的对象主要有以下几类。

1. 一般人群　强调生命每一个阶段都应当遵循健康的饮食，理解合理膳食是维系健康、远离疾病的重要基础；注重多元食物的合理搭配，会用适宜的方式储存、准备、处理和烹饪食物；从文明礼仪角度按需用餐，文明用餐，杜绝浪费；把握好饮食和运动的平衡，定期测量并评价体重。

2. 特定人群　特定人群包括孕产妇、乳母、儿童、青少年、老年人等，需要在一般人群营养教育内容基础上，增加或者调整与特定人群营养与健康特点相对应的营养教育内容。如针对孕产妇营养教育，需要增加适宜增重有助于获得良好的妊娠结局、孕前3个月起服用叶酸补充剂、体重监测和管理等孕期妇女应掌握的基本知识理念、健康生活方式与技能。对哺乳期妇女的营养教育除了膳食多样、平衡以外，还需要增加纯母乳喂养、定期监测婴幼儿体格指标等促进婴儿健康生长的内容。针对儿童、青少年开展营养教育，则应该围绕了解食物特点、选择食物、建立良好饮食行为、知晓饮食安全等内容。对于老年人群，则需要强调老年人要在食物中充分摄入营养素、预防营养缺乏的现象发生，要了解食物种类的多样性，合理选择并搭配食物等。

3. 从事餐饮和营养相关服务的从业人员和管理人员　在营养健康专业机构和机关单位、学校、社区等从事餐饮和营养相关服务的从业人员和管理人员，除应了解服务对象的营养需求和教育内容以外，还需要了解、掌握营养与食品安全基本知识与技能，如各类食物营养特点、各类食品卫生要求、食源性疾病及预防、食谱设计与膳食管理、餐饮食品卫生管理等；掌握营养素、食物摄入量计算、食物标准分量等基本技能；熟练使用平衡膳食餐盘、平衡膳食算盘等辅助工具。

4. 有特定营养教育需求的各类人群　对超重、肥胖和消瘦等营养不良人群，以及糖尿病、高血压等慢性病患者等对营养教育有特定需求的人群，建议参考本书营养咨询章节的方法和内容，必要时建议去医院营养科或相关临床科室就诊。

三、营养教育的形式

营养教育的形式非常丰富，目前所有的健康教育和健康传播的方式和渠道，在营养教育领域都有应用。

（一）线上营养教育

主要指通过电视台、报刊等主流媒体、"两微一端"开展的营养教育主题活动，通过微信公众号、微博平台、客户端推送营养教育图文和视频材料、发送H5页面、在线直播、线上咨询等方式，都在营养教育领域有丰富的实践。将特定的营养教育信息精准推送给目标受众，普及吃动平衡的健康生活方式，纠正错误营养认知，避免营养信息误导，提高居民营养健康素养。

（二）线下营养教育

可选择的场所包括社区、医疗卫生机构、学校、工作场所、公共场所、商业场所等。如针对儿童的营养健康教育项目一般以学校作为主要的干预场所，针对社区居民的肥胖干预项目一般在社区活动中心或者社区卫生服务中心等。一个综合的营养健康教育项目通常会选择多个场所开展多项活动，以取得更好的健康教育效果。如针对孕产妇的营养教育项目，不仅可以选择妇幼保健机构实施营养教育，还可以选择社区开展活动。

1. 学校营养教育　学校营养教育的对象主要是在校学生，也包括教师和家长。营养教育的内容主要是学龄前儿童、学龄儿童膳食指南，同时提高教师、家长营养教育的能力。在学校开展营养教育，可专题开展或者结合相关主题活动开展，如结合全民营养周、"5.20"中国学生营养日、全民健康生活方式宣传月等卫生健康节日、主题日；结合"师生健康，中国健康"等大型主题活动，开展营养教育主题活动，如启动活动、营养舞台剧、专家讲座等；结合学校的教育教学活动开展，如在教室教学活动、班会教学活动等；还可以专门组织营养健康教育活动，开展专题讲座、发放健康教育材料。有条件的地区和学校，还可以专门设计适合儿童营养主题的游戏、设计记录营养和膳食的健康生活日记本等。

2. 社区营养教育　社区营养教育是指在社区组织的，以社区人群为对象，有组织、有计划、有评价的健康教育活动和过程，目的是帮助社区居民树立健康理念，提高营养健康素养，改善营养健康状况。社区营养教育对象是社区居民，理论上社区居民包括各年龄段人群，实际工作中以组织营养教育活动时社区能够组织到的人群为教育对象，通常为居家的中老年人群。社区营养教育通常采取健康讲座、咨询、播放专题片、发放健康教育材料、组织健康自我管理小组活动等形式。

3. 工作场所营养教育　工作场所营养教育是指在工作场所如机关、事业单位、工矿企业、服务业等单位内组织的，以工作场所职业人群为对象，有组织、有计划、有评价的健康教育活动和过程。目的是帮助职业人群树立健康理念，提高营养健康素养，改善营养健康状况。工作场所营养教育的内容主要是一般人群膳食指南以及常见营养相关疾病的预防、控制，如合理膳食、"三减"、超重肥胖控制、节约粮食等，同时也可针对在职的孕妇、产后回归职场的妇女开展针对孕产妇营养、婴幼儿喂养等方面的营养教育。通常采取健康讲座、咨询、播放专题片、发放健康教育材料、组织健康自我管理小组活动等形式。还可以在单位公共场所或者食堂设立"营养健康角"，摆放测量身高、体重、血压等的设备和工具，定期维护并指导使用，张贴自测自评方法，有条件的地方可以设置健康小屋。

采取多种形式宣传合理膳食、"三减"、营养相关慢性病防治、传染病防控、节约粮食等政策和科普知识，营造营养健康的就餐氛围。包括在显著位置张贴、悬挂、摆放材料或播放视频；宣传《中国居民膳食指南（2022）》；宣传能量和脂肪等的一日三餐摄入量建议；在食堂或附近场所提供可以自由取阅的宣传材料，如小册子、折页、单页等；以食堂为主体组织举办膳食营养相关宣传活动，包括营养健康专题讲座、知识问答和厨艺大赛等形式；鼓励主动推送营养健康知识，征求用餐人员的意见和建议等。另外，还可以为有需求的在职人群提供个性化的营养咨询，详见本书相关章节。

（三）面向全社会的营养教育

为贯彻落实《国民营养计划（2017—2030年）》《健康中国行动（2019—2030年）》等重要政策，国家每年都在特定的时间节点开展全国范围内的、统一主题和核心信息的大型主题教育活动。包括全民营养周、全国食品安全宣传周、"5.20"全国学生营养日、"5.15"全国碘缺乏病防治日等,针对全人群加强营养和膳食指导,鼓励全社会减盐、减油、减糖,开展科普宣教活动,提高居民营养素养水平。同时,生命早期1 000天营养健康行动、学生营养改善行动、老年人群营养改善行动、临床营养行动、贫困地区营养干预行动、吃动平衡行动等重大行动中,营养教育都是不可缺少的前端工作。

第二节 制订营养教育的计划

营养教育包括需求评估、计划制订、实施、评价等基本流程,每个阶段有相应的技术方法。营养教育遵循一般健康教育项目组织实施流程。以合理营养、健康饮食行为、食品安全等为主要内容的健康教育项目,其目的在于提高营养素养,提高饮食行为干预的针对性和有效性,帮助居民建立健康行为生活方式,预防疾病,促进健康。

营养教育有多种类型,既包括覆盖全国或者区域的大型营养健康教育项目(如贫困地区儿童营养改善项目中的健康教育),也包括针对特定人群的具体项目(如孕产妇营养教育),还可以是一场具体的活动(如营养知识讲座)。

每一个营养教育项目,不管是面向公众的还是面向个体的,但都需要制定营养教育计划,确定项目目标和内容,合理分配经费,明确时间进度。计划制定是营养教育流程中最重要的一个环节。

一、营养教育需求评估

营养教育需求评估又称为营养教育的诊断。需求评估是健康教育的第一步,也是制订健康教育计划以及后续实施与评价的基础。

需求评估通常以格林模式(PRECEDE-PROCEED模式)为指导,运用社会学和流行病学的研究方法,调查某特定区域内居民的主要健康问题及影响因素,以及与这些问题有关的组织机构、政策和可利用的卫生健康资源现状,确定需要优先解决的健康问题,评估居民对卫生服务的需求以及对生活质量的满意度。

(一)计划制订的格林模式

格林模式(图6-1)是目前使用最为广泛的健康教育诊断方法,综合运用多种行为改变理论,为健康教育计划设计、实施和评价提供了一个连续的指导。

格林模式的上半部分主要应用于健康教育需求分析(健康教育诊断),下半部分倾向于项目实施的过程评价和效果评价。

格林模式是一个整合模式,其优点是针对特定健康问题先进行诊断,然后根据诊断结果去规划并执行解决该健康问题的干预或教育计划,该整合模式对健康教育和健康促进项目的计划、实施与评价是一个非常完整的指导过程。可以指导公共卫生专业人员鉴别影响人们健康行为的因素,帮助制订适宜的健康教育与健康促进计划和行为干预措施。其特点是从结果入手,用演绎的方法进行思考,从最终结果追溯到最初起因,同时考虑了健康影响因素的多重性,帮助计划制订者把这些因素作为重点干预目标或规划的设计、执行及评价重点。

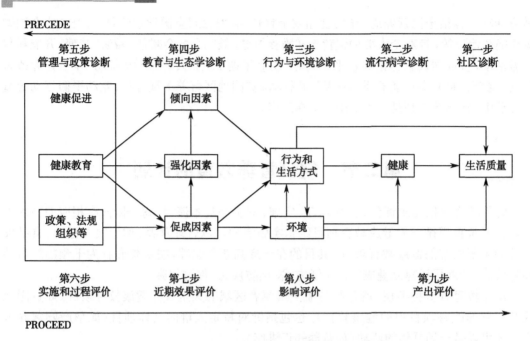

PRECEDE

| 第五步
管理与政策诊断 | 第四步
教育与生态学诊断 | 第三步
行为与环境诊断 | 第二步
流行病学诊断 | 第一步
社区诊断 |

PROCEED

| 第六步
实施和过程评价 | 第七步
近期效果评价 | 第八步
影响评价 | 第九步
产出评价 |

图 6-1　PRECEDE-PROCEED 模式(格林模式)

　　诊断过程也称健康教育需求评估,包括 5 个步骤。面对人群的健康问题时,通过系统地文献检索、现场调查等方式收集各类事实、资料、数据,并对这些资料进行分析、归纳、推理、判断,确定或推测与健康问题有关的行为及其影响因素、健康教育资源可得情况,进而为下一步制订健康教育与健康促进项目计划时,确定健康教育与健康促进干预目标、策略和措施提供基本依据。

　　格林模式从第六步开始,进入计划的实施和评价阶段。评价工作从项目计划制订阶段开始,贯穿了项目实施、总结的全过程。项目的实施/执行是指运用教育、环境干预中相应的政策、法规和组织等手段,强调项目计划实施中要充分发挥政策、组织和法规的作用。实施阶段包括以下基本内容:制订实施时间表、加强实施质量控制、建立实施的组织机构、确定工作人员并组织培训、配备和购置所需的设备物品。格林模式的第七至第九步为评价阶段,根据执行时间和评价目的不同,评价工作包括过程评价(process evaluation)、效应评价(impact evaluation)、效果评价(outcome evaluation)三类。在干预或教育计划执行过程中进行过程评价,对计划结束后产生的即时影响进行效应评价,对一段时间后产生的长期影响进行效果评价。

　　格林模式是以行为理论为指导的健康教育与健康促进的实践方法。在格林模式诊断阶段的每一个步骤,均可运用到本书有关章节的行为改变理论,包括社区层面、人际层面、个体层面行为改变理论。格林模式也强调社区居民应参与计划的设计、执行、评价等各个阶段,而社区水平理论正适用于推动居民的参与,所以,社区水平的理论对于格林模式相对重要。

(二)营养教育需求分析步骤

　　对于营养教育项目,首先需要了解营养教育的目标人群是谁,他们存在哪些健康问题和营养需求,需要哪些健康知识和技能,喜欢什么传播形式和方法,目前拥有哪些可利用的健康教育技术和资源等。只有对目标人群或干预社区进行全面细致的需求评估，才能使项目计划有的放矢。

如分析某社区居民营养教育的需求，通常需要分析居民饮食行为现状、营养相关知识和技能现状、健康知识获取途径等内容。可以参考但不限于"中国居民营养与健康状况调查"和"中国慢性病及其危险因素监测"报告中饮食相关部分的调查及报告内容。其中，前者包含家庭膳食调查、24 小时膳食回顾、食物频率调查三部分与膳食相关的内容，后者包含调查对象一日三餐的基本情况、各类常见食物的食用频率和食用量，以及食用盐的摄入情况及其相关知识、态度和行为。

（三）需求分析的资料收集

健康教育项目需求评估中经常运用流行病学、社会学、心理学的各种资料收集方法，以及选用各种医学监测的资料。资料收集通常采用定性调查（qualitative survey）和定量调查（quantitative survey）相结合的方式。

定性调查（qualitative survey）是指采用非定量标准和技术而进行的调查研究方法。定性调查中常用的方法有专题小组讨论、访谈和观察等。访谈包括一般访谈、深度访谈、关键信息人访谈等；观察是视觉为主的资料收集方法，需要到现场进行调研，观察可以分为非参与性观察和参与性观察。如果调查者参与被观察对象的行列之中，就称为参与性观察（participatory observation）。

定量调查（quantitative survey）是指采用流行病学调查的理论与方法开展调查，并对调查资料进行统计学分析处理。卫生服务需求评估中许多情况都需要进行定量调查。一般在初步定性调查的基础上设计定量调查问卷，再通过定量调查获得健康问题及其分布，可对各相关因素进行分析，再有选择地进行较深入的定性调查以进一步弄清问题发生的原因。

需求评估的调查中应注意伦理道德问题，应通过知情同意，告知调查的目的和内容，征得调查对象同意，并在知情同意书上签字。对被调查对象的个人隐私和提供的相关信息加以保密，保护被调查对象的利益。

二、制订营养教育计划的步骤

营养教育计划制订是项目成功与否的关键环节。健康教育计划是指根据健康教育需求评估，科学确定优先干预的健康问题，提出针对性的目标及实现该目标所采取的策略、方法、途径等所有活动的过程。计划制订是相对学术的表述，实际工作中还经常使用健康教育方案、工作方案或实施方案等表述。

一个营养教育项目或者活动确立后，就要为该项目或活动的具体实施制订一份完整的计划，该计划就是营养教育计划。营养教育计划围绕拟定的项目目标，阐明在未来项目周期内要开展哪些工作，并把工作任务进行分解。具体到各项任务是什么、谁来做、在哪做、何时做、怎么做、做到什么程度、需要哪些资源、存在哪些风险等。一般来说，营养教育计划应包括项目目标、项目内容和任务、实施进度、项目人员分工、预算、监测与评估方案等。

（一）确定营养教育的目标

选出优先干预的行为后，就需要基于前期对个体行为影响因素的分析确定干预目标。它是计划实施和效果评价的依据，如果缺乏明确的目标，整个干预设计将失去意义。

项目目标分为总体目标和具体目标。总体目标是宏观的、长远的努力方向,是项目理想的最终结果,如降低发病率、改善健康状况、提高生活质量等。具体目标则是项目直接解决的问题,必须明确:对谁?实现什么变化?在多长限期内实现这种变化?变化程度?如何测量该变化?

1. 总体目标 是对计划制订理想的最终结果。它是宏观的、笼统的、长远的,只是给出计划在总体上的努力方向。

2. 具体目标 是为实现总体目标而设计的具体、可以测量的分目标,如远期的疾病控制目标、中期效果评价阶段的健康相关行为改善目标、短期效果评价的各种教育目标(倾向因素、强化因素、促成因素)、执行阶段的各种工作进度目标等。具体目标必须为实现总体目标服务。

具体目标可以分为教育目标、行为目标、健康目标三类。三者形成目标体系,反映出健康教育项目作为一个系统其各部分之间的结构关系。

(1)教育目标:为实现行为改变所必须具备的知识、信念、态度、价值观、行为技巧等。

(2)行为目标:行为干预计划预期改变的内容,如某行为的发生或改变等。一般称为近中期目标。

(3)健康指标:个体或人群健康状况的改变,既可以是某些生理、生化指标的改变,也可以是疾病发病率或死亡率的变化。后者可以在执行期内发生,也可在执行期结束后相当长一段时间才能出现,称为远期效应。

对于营养教育,可结合健康教育目标人群的特点制订教育目标、行为目标、健康指标。举例如下(表6-1)。

表6-1 不同人群营养教育具体目标示例

人群	教育目标	行为目标	健康指标
一般人群	提高营养素养水平、提高营养知识知晓率、提高食品安全知识知晓率、"三减三健"知识知晓率、重点慢性病核心知识知晓率等	改善饮食行为;降低每日食盐摄入量;减盐、减油、减糖、健康体重等健康行为形成率	降低人群贫血率;控制超重、肥胖和血脂异常率的增长速度等
儿童	提高儿童营养素养水平、营养知识知晓率、食品安全知识知晓率等	改善饮食行为;降低每日食盐摄入量	降低5岁以下儿童贫血率;降低5岁以下儿童生长迟缓率
孕产妇	提高孕产妇营养知识知晓率等	提高0~6个月婴儿纯母乳喂养率等	降低孕妇贫血率;降低孕妇叶酸缺乏率
老年人	提高老年人营养素养水平、营养知识知晓率、食品安全知识知晓率等	提高减盐、减油、减糖、健康体重、健康骨骼等健康行为形成率,提高就医行为依从性等	降低老年人群贫血率;提高高血压、糖尿病患者规范管理率

3. 制订具体目标的原则

具体目标的制订遵循 SMART 原则。具体来说,需要回答 4 个"W"和 2 个"H":对谁(who)?实现什么变化(what)?在多长限期内实现这种变化(when)?在多大范围内实现这种变化(where)?变化程度多大(how much)?如何测量该变化(how to measure it)?

（二）确定营养教育的目标人群

目标人群是指健康教育干预的对象或特定群体。根据健康教育需求评估，确定优先解决的健康问题，并明确特定健康问题在社区人群中的分布及特点。那些受疾病或健康问题影响最大、问题最严重、处于最危险状态的群体，确定为健康教育干预的目标人群。目标人群一般可分为四类。

一级目标人群：项目直接干预的对象。

二级目标人群：与一级目标人群有着直接利益关系、对一级目标人群的信念和行为有重要影响的人，如一级目标人群的配偶、父母、子女等。

三级目标人群：一级目标人群信任的、对一级目标人群的信念和行为有较大影响的人，如卫生人员、宗教领袖、宗族和部落首领、当地的名人或权威人士等。

四级目标人群：能够影响一级目标人群行为改变的社会环境，如当地政府的领导和决策者能够出台支持性政策，改善社会支持环境，为一级目标人群行为改变提供支持。

一般小型的营养教育项目，目标人群设置到二级或者三级即可，三级目标人群通常会考虑到一级目标人群所在的社区、工作单位或学校的管理人员。

如孕产妇营养教育的一级目标人群是孕产妇，二级目标人群是与孕产妇共同居住的家人。再比如，学校营养教育的一级目标人群是学生，二级目标人群可包括与学生生活、学习和周围环境密切相关的人员，如学校领导、教师员工、学生家长，三级目标人群可包括学校和家庭所在社区的人员。

（三）确定营养教育策略和活动

根据项目目的（目标）、目标人群特征、环境条件和可得资源等情况选择最佳的干预途径、干预方法、干预时间、场所和人群，理想的干预活动是立体的、全方位的，内容广泛，涉及众多领域。

1. 确定营养教育策略　从行为改变和行为影响因素的角度，营养教育干预策略通常从个体、社区、社会等方面分类。

（1）个体：要具备选择健康饮食的能力，即掌握与健康饮食有关的知识、态度和技能，使自己能够控制不健康饮食行为，具备与健康饮食行为有关的知识、态度和技能。

（2）社区：要共同创建健康的饮食生活环境。比如学校需要开展健康饮食方面的健康教育活动，需要具备能够提供健康饮食选择的食堂；工作场所需要具备能够提供健康饮食选择的食堂或者是可以储存和加热自带食物的公用设备，同时还必须给员工提供就餐的时间和基本卫生环境。

（3）政府或社会：则需要政府承诺和促进健康饮食公共政策的支持；社会舆论、社会风尚形成支持健康饮食行为、生活方式的形成；支持科学研究从不同方面来指导人们形成健康饮食行为习惯。

对以上三个方面的健康促进目标，是通过不同策略来实现的。同时，干预实施过程中，同其他健康行为改变一样，饮食行为改变也可以依据诸多行为改变理论来进行干预。

2. 确定营养教育场所　营养教育干预场所是指针对项目目标人群开展健康教育活动或者干预的主要场所，也是将营养教育干预活动付诸实践的有效途径。营养教育项目的干预活动是否能得到有效实施，一定程度上取决于场所是否适宜。

可选择的场所包括社区、医疗卫生机构、学校、工作场所、公共场所、商业场所等，需要结合项目内容和目标人群来选择。如针对儿童的营养教育项目一般以学校作为主要的干预场所，针对社区居民的肥胖干预项目一般在社区活动中心或者社区卫生服务中心等。

一个综合的营养教育项目通常会选择多个场所开展多项活动，以取得更好的营养教育效果。如针对孕产妇营养教育项目，不仅可以选择妇幼保健机构实施营养教育，还可以选择社区开展活动。

近年来，以场所为基础的健康教育（setting-based health education）干预理念在国际和国内健康教育领域得到广泛应用，形成三维定位的健康教育干预活动地点、目标人群和干预内容的模式。能够更加清晰地明确针对特定人群的特定健康问题进行健康教育，干预活动应该在哪些场所进行。

3. 制订营养教育活动框架　不同的干预措施是对应不同目标人群、场所和干预内容的。比如，政策干预、环境干预、人际干预、服务干预都是对应环境因素目标；而信息干预、增加卫生服务利用干预则是对应个人因素目标的。因此，在明确目标的前提下来选择干预措施就比较容易。此外，每一项干预措施都可以有很多干预方法，如人际干预可以是小组讨论、小组活动和同伴教育等。

4. 确定营养教育方式　在调查研究的基础上，明确营养教育目标和教育对象，选择适宜的交流途径和制作有效的教育材料。为此需要考虑以下几个方面。

（1）确认是否有现成的、可选用的营养教育材料：能收集到相关的营养宣传材料可直接选用，如果收集不到，可以自行设计制作，如小册子、挂图、传单、幻灯片等。

（2）确定对教育对象进行营养教育的最佳途径：包括个体传播、面对面交流、讲课、大众传播等。

（3）确定营养教育最适合的宣传方式：包括发放小册子、播放幻灯片和视频、讲课和营养知识比赛等。

5. 策划营养教育活动时需要考虑到的事项

（1）考虑营养教育对象的文化背景。文化背景主要是指目标人群的民族习惯、社会规范、行为模式、态度信念以及相关的历史、环境、社会力量等特征。文化背景通常包括深层结构和表层结构两个维度。在制定营养教育的目标时，特别是行为改变目标中，一般先考虑深层结构因素，然后再关注表层结构因素。深层结构因素包括家庭关系、情感表达的方式方法、沟通交流形式、集体主义、个人主义、精神、宗教、传说、民族身份认同、文化适应、适应力和应对行为等，表层结构因素包括语言、音乐、着装等。比如，在民族地区开展母乳喂养的营养教育时，就需要考虑当地的传统文化对母乳喂养理念的接受和认可程度，考虑将当地环境、习俗、文化等各方面纳入营养教育计划工作中，使用目标受众熟悉的文字编制干预材料（如藏文版的母乳喂养手册），优先选择体现当地民俗和文化的海报、语言等，从视觉感官上让目标受众感觉到熟悉、舒服。

（2）针对个体制订：干预策略可以多种多样，但应从中选择个体最合适、主观乐于接受、身体状态支持并且在经济承受范围内的策略。例如在方案中设计增加身体活动相关的策略时，应充分考虑不同种类身体活动内容和活动量是否适合个体自身的体质、健康状况以及在实际操作中的便利程度；对于平常很少活动的人应选择简单易掌握的运动类型，量力而行、循序渐进；对于身体素质较好的个体可选择负荷较大的运动类型；而年老体弱者建议选择温和、强度小的运动类型，并最好有人陪伴运动以防止意外的发生；而实际操作便利程度主要考虑就近的环境条件，如周边有运动场所和运动设施，则可选择游泳、球类和健身器材，如无则可选择步行、慢跑和太极拳等。

（3）如果目标个体已经确诊患有某种疾病，或在干预过程中个体健康状况发生变化，此时应该以积极配合医生治疗为主，同时灵活调整干预策略，配合医生治疗同步进行，针对个体不同的患病情况采取不同的个体干预方法。例如对于新确诊糖尿病的个体，应以讲解糖尿病的相关基础性知识以及糖尿病治疗的五大原则（药物治疗是关键，饮食治疗是基础，心理治疗是统帅，运动治疗是方法，自我监测是保证）为主；对于患病时间较长的个体，应详细讲解其可能出现的并发症，并根据其实际情况提出最佳的方案（如胰岛素治疗、中药调理、西药控制等）；对于要使用长效胰岛素的个体，应详细讲解胰岛素的使用知识和方法（如药理作用、使用剂量、注射方法、保存方法、不良反应等），指导其正确使用；对于口服降糖药物的个体，应着重讲解降糖药物的使用知识和方法（如药理作用、起效时间、服药时间和剂量、不良反应等），指导干预个体正确用药。

（四）制订监测与评估计划

为确保营养教育的实施质量，应同时制订实施过程中的监测与质量控制计划，包括监测与评价的内容。如具体目标完成情况、干预内容是否符合计划安排、进度执行是否符合计划；监测方法有现场考察、资料查阅、访谈等；监测频率可每半年或每年测评一次，或按单项活动进行监测与评价。

监测是对项目实施过程中各个环节进行的监督、测量活动，是评估项目实施质量必不可少的工作。通过监测，发现项目实施中存在的问题，及时调整实施方法或方案，调整人员安排，以确保项目实施的质量。监测的内容比较广泛，主要有进度、质量、人员能力、效果、经费等。监测的指标应根据所监测内容的特点确定，既要能反映监测的内容，还要容易准确地获取。

（五）确定人员队伍

确定项目工作人员队伍是为项目管理和实施提供一份详细的人员需求、来源、安排和使用方案。项目人员计划要说明项目管理各层所需要的人员数量、专业结构、年龄结构、职务及职称结构、工作背景和经验，以及在各个部门和岗位的分布。项目执行人员计划，要特别提出每个工作岗位的工作任务和范围，以及与其他人员和岗位的关系。

（六）确定时间安排

完整的营养教育活动一般包括计划、准备、执行（干预）、总结4个阶段。每一项具体活动都要有明确的时间节点、对应工作人员和经费预算。在项目方案里面，时间安排一般以图表的形式，或者以日期＋内容的形式体现。可按年度或半年度编制整个项目计划的实施进度表。

1. 计划阶段　包括营养教育需求评估、制订项目计划、制订监测和评价计划。

2. 准备阶段　包括制作营养教育材料和预试验、人员培训、资源筹集分配等。

3. 执行（干预）阶段　包括争取领导支持、干预活动开展、各种媒介渠道应用、监测与评价计划的执行等。

4. 总结阶段　包括整理与分析所收集的材料和数据、撰写项目总结评价报告、规划今后工作等。

（七）经费预算

预算经费的原则是科学合理、细致认真、厉行节约、留有余地。根据营养教育每项活动的目标人群、计划时间、项目内容方法与规模，分别测算出每项活动的开支类别和所需经费，汇总后即可得出整个项目的开支。

营养教育项目的经费主要用于：营养教育材料设计和制作费用（如制作营养宣传资料的标语、宣传栏、展板、活页资料等），租赁费用（如租用场地、车辆、宣传阵地等）、会议费用、调研费用、人员费用（如支付专家咨询、劳务报酬等）、办公用品费用、其他费用等。

三、营养教育计划的形成评价

形成评价（formative evaluation）是在计划执行前或执行早期，对计划的内容进行的评价。形成评价有助于进一步完善计划，使所选择的干预策略、方法和措施等更加科学合理。高质量的形成评价可降低项目失败的风险，提高成功的可能性。

第三节　营养教育核心信息生成与使用

一、营养教育核心信息的生成

营养教育核心信息是指为实现特定传播目标，围绕某一传播主题而确定的关键信息。营养教育核心信息生成，又称为营养教育核心信息开发，是为实现营养教育的目标，即目标人群健康行为改变而拟定出来的关键信息。

营养教育核心信息是开展营养教育、提高人群营养素养水平、促进人群营养相关行为改变所必须了解和掌握的关键信息。权威的核心信息一般由行政管理部门、专业机构或学术机构生成。

（一）基本原则

1. 科学性　内容正确，没有事实、表述和评判上的错误，有可靠的科学证据（遵循循证原则），符合现代医学进展与共识；应尽量引用政府、权威卫生机构或专业机构发布的行业标准、指南和报告，有确切研究方法且有证据支持的文献等；属于个人或新颖的观点应有同行专家或机构评议意见，或向公众说明是专家个人观点或新发现；不包含任何商业信息，不宣传与营养教育产出和目标相抵触的信息。

2. 适用性　针对公众关注的营养热点问题；语言与文字适合目标人群的文化水平与阅读能力；避免出现在民族、性别、宗教、文化、年龄或种族等方面产生偏见的信息。

3. 简洁性　表述核心信息的文字语言一定要简明扼要，通俗易懂；避免使用晦涩难懂的专业术语，必须使用时要有解释性说明或举例说明，帮助目标人群理解。

4. 行为导向　营养教育活动的目标是帮助目标人群改变行为，应尽可能将能够指导人们改变行为的信息列为核心信息；行为指导要具体、实用、可行。

（二）核心信息生成流程

1. 评估受众需求　通过访谈、现场调查、文献查阅等方式初步确定目标受众的重要营养问题。了解目标人群的营养信息需求（他们想知道什么？）。掌握目标人群对营养科普信息的知晓程度(他们已经知道什么? 不知道什么?)。

此外,还需要了解营养核心信息所建议行为的可行性。了解影响核心信息传播的因素(态度、文化、经济、卫生服务等)。了解受众喜欢的信息形式、接受能力、信息传播的时机与场合等。

2. 生成信息 包括信息编写、审核、通俗化三个方面。

(1)信息编写:围绕希望或推荐受众采纳的行为,编制或筛选出受众最需要知道、能激发行为改变的信息,以及"为什么这样做?具体怎么做?"等相关信息。

(2)信息审核:在营养科普信息编制过程中,应邀请相关领域的专家对信息进行审核。

(3)信息通俗化:要把复杂信息制作成简单、明确、通俗的信息,使目标人群容易理解与接受。

3. 对信息进行预试验 在营养科普信息定稿之前,要在一定数量的目标人群中进行试验性使用,确定信息是否易于被目标人群理解、接受,是否有激励行为改变的作用。可以选择小部分的目标人群,通过个人访谈、小组访谈、问卷调查等形式开展预试验。

4. 修改完善 根据预试验反馈结果,对信息进行及时的修正和调整。

5. 信息的风险评估 在信息正式发布之前,应对信息进行风险评估,以确保信息发布后,不会与法律法规、社会规范、伦理道德、权威信息冲突,导致负面社会舆论;不会因信息表达不够科学准确或有歧义,引起社会混乱、公众恐慌或对公众造成健康伤害。根据工作实际,在专家审核以及预试验阶段可结合风险评估的内容,在信息发布之前可再组织相关专家进行论证确认。

二、核心信息使用原则

对于具体的营养教育活动,建议使用现有的、具有较高权威性和影响力的核心信息,如中国居民膳食指南、中国居民营养素养核心信息,结合具体活动的目的、对象、场所等特点,选择合适的营养教育内容。

(一)核心信息使用原则

1. 适用性原则 需要根据目标受众的特点,选择合适的传播形式。传播形式应服从核心信息的内容,并能达到预期的营养传播目标。

2. 可及性原则 信息能够发布或传递到目标受众可接触到的地方(如公告栏、电视、广播、社交与人际网络等)。可通过不同渠道形成反复多次的传播和使用,并在一定时间内保持一致性。

3. 经济性原则 信息传播要考虑节约原则,在满足信息传播内容和传播效果的前提下,选择经济的传播方式和传播渠道。

(二)使用核心信息的注意事项

1. 注明来源 注明信息出处,标明证据来源。

2. 注明作者 注明作者(个人或机构)和/或审核者的身份,有无专业资质与经验。

3. 注明时间 注明信息发布、修订的日期。

4. 注明受众 须说明信息的适宜人群或目标人群。

5. 明确目的 须说明出版或发布信息的目的。如养生保健类信息须说明其旨在促进营养改善,而不是取代医生的治疗或医嘱。

6. 注明依据　对疗法的有效性或无效性介绍,须附以科学依据。

三、选择可靠的营养教育信息来源

信息来源简称信源。营养教育活动中,选择合适的信源并正确地使用信源非常重要。

（一）可靠营养教育信息的特点

1. 科学　信息内容有可靠的科学证据,或符合营养相关学科最新进展与共识。

2. 准确　内容正确,没有事实、表述和评判上的错误;准确描述方法、功效与作用;不做夸大与误导宣传,如有风险或争议论点应同时提示。

3. 可信　信息来源可以信赖,如来源于政府或相关领域的权威机构、有经验专业组织的建议或指南、核心信息等。

（二）获取营养教育信源的方式

1. 优先从承担营养教育职责的政府部门（如国家卫生健康委员会、中华人民共和国农业农村部、国家市场监管总局等）、专业机构（如中国疾病预防控制中心、国家食品安全风险评估中心、中国健康教育中心、中国疾病预防控制中心营养与食品安全所等）、高等院校（如北京大学公共卫生学院等）、行业协学会（如中国营养学会、中华预防医学会等）、国际组织（如世界卫生组织、国际粮农组织、联合国儿童基金会等）的官方网站、微信平台、微博平台、客户端等渠道获取科学、权威、规范的营养教育核心信息和营养教育材料。

2. 应具备一定的信息素养,储备一定的营养相关专业知识,提高从繁多的信源中发现、甄别、选择、应用的能力。将高质量的营养教育信息转化为营养教育材料,通过多种渠道传递给受众,提高居民营养素养水平。

3. 具备谣言甄别能力　俗话说:"造谣一张嘴,辟谣跑断腿"。新媒体加速了信息的发布速度和传播速度,也让获取真实有效信息的时间成本在增加。拥有判断内容真伪的辨别力,是做好营养教育的基本技能。通常可以从以下几个方面鉴别。

（1）分析信息的发布主体:谣言的主要特点是来源的模糊性和内容的不确定性。重视信息发布主题,选择权威部门和机构发布的营养教育信息,不轻信"朋友说""有人说"、聊天截图、没有出处的信息片段等来源不明的信息。

（2）分析信息的主要内容:如分析事件的人物、时间和地点是否齐全、是否带有强烈的情绪导向、是否符合营养信息常识、是否链接商品等;内在逻辑是否混乱、文字是否通顺、是否存在诱导转发等表述,均有助于鉴别信息的真实和可信程度。

（3）分析信息发布渠道:发布渠道是否权威可信,信息是否为一手信息等,也有助于鉴别信息的真伪。

第四节　营养教育材料制作和评价

营养教育的过程,通常需要采取一定的形式,如讲座、小组活动,同时辅助一定的材料,如文字、图片和 / 或视频材料,以更好地传递营养信息,提高营养教育效果。这类承担着传播营养教育信息的图文、视频、音频和 / 或 H5 等新媒体材料,统称为营养教育材料。它是为了一定的营养教育和营养传播目的,针对目标受众而设计、制作,承载和传递特定营养信息的载体,是开展营养教育活动的常用工具。

营养教育材料是营养教育活动的信息载体。营养教育材料主要包括平面(印刷)材料、视频材料、音频材料、新媒体材料、实物材料等多种类型。

一、平面材料

平面材料又称为印刷材料,主要包括科普图书、手册、科普文章、海报、招贴画、传单、折页等印刷材料,也包括手工绘制的墙报、板报、展板等。这类材料一方面可制作成印刷品使用,也可以轻松转换为新媒体传播材料。

(一)平面材料设计制作要点

1. 语言 语言要通俗易懂,表达准确、规范,避免口语化;专业术语要有解释,不使用英文或英文缩写(特殊情况除外);阅读难度以初中毕业水平为依据。

2. 组织结构 将营养教育内容分成3~5个板块,按照一定的逻辑有序排放;各部分信息量要相对均衡;每一部分要有一个明确的标题,重点内容放在段首。

3. 制图 平面传播材料中常用的插图有漫画、演示图、分解图、表格、统计图等。漫画、演示图、分解图等插图的目的是使文字内容形象化、具体化、可视化,帮助读者更好地理解内容,掌握要点,形成深刻印象,便于理解和记忆。表格、统计图等插图的目的是提供数据支持,强化循证。插图必须与内容密切相关且具有自明性;插图不能影响文字阅读;美化页面的插图最好不要,避免分散读者注意力;插图为照片时,应注意保证照片的清晰度。

4. 布局排版 布局和排版是传播材料吸引力的重要影响因素。精美的布局和排版能够吸引读者的注意力,激发阅读兴趣,有助于对内容的理解和对关键点的把握。布局要有明确的板块划分,方便读者阅读;可以借助底纹、边框、箭头等将读者的注意力引向特定知识点或关键内容,帮助读者强化关键知识点。字体以宋体或黑体为主,题目避免使用变形字、艺术字或繁体字;以 A4 纸为例,正文字号以五号字或四号字为宜,不宜过大或过小;行间距要适当,避免拥挤或稀疏,推荐 1.25~1.5 倍行距;文字和纸张之间要有较高的对比度,便于清晰阅读。

(二)常用平面材料

1. 海报 海报通过颜色、构图、文字、空白的搭配,形成强烈的视觉效果,目的是吸引人们的注意力、引起关注、营造氛围(示例见图6-2)。海报尺寸通常为 570mm×840mm。海报的特点是有强烈的视觉效果,文字、构图极具夸张、震撼,画面留白占整张海报的 1/3~1/2 左右,信息

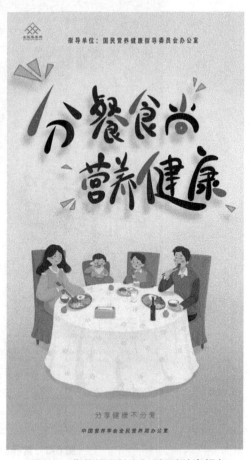

图6-2 营养健康教育材料示例(海报)

简单明确,字数少、字号大,多张贴在公共场所。对于正常视力者,4m 处能看清标题,2m 处能看清正文内容。行人路过时,通过短暂的目光扫视,就能获得传播信息。海报配合小册子使用,传播效果更佳。

2. 折页 折页一般是指正反面都印有营养教育知识的单页,通常为彩色印刷(示例见图 6-3)。折页的特点是设计精美、图文并茂,有较强的吸引力,内容板块清晰,信息简单明了,便于携带和保存。一个完整的折页包括封面、题目、正文、插图、单位落款、制作日期等。封面设计要吸引人,反映主题内容,封面显示题目、单位落款和制作日期。常见的形式有二折页和三折页,二折页尺寸一般为 210mm×190mm,三折页尺寸一般为 210mm×285mm;二折页字数在 800~1 200 字左右为宜,三折页字数在 1 500~2 000 字左右为宜;单面折页内容包

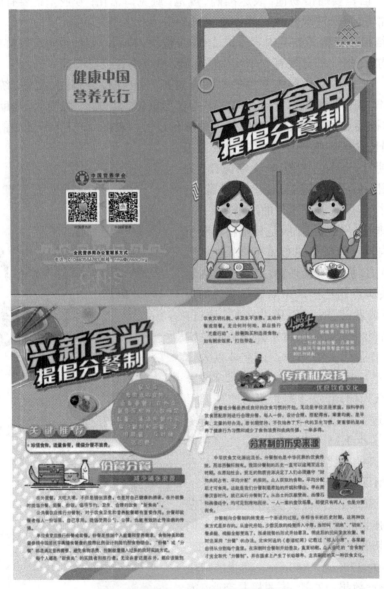

图 6-3 营养健康教育材料示例(折页)

(来源:中国营养学会官网 https://www.cnsoc.org/activitykit/2420202018.html)

括2~3个板块为宜；每个板块围绕一个分主题进行叙述；插图要与内容相关且具有自明性。

3. 手册 手册是介于折页与图书之间的一种科普读物（示例见图6-4）。一般是就某一营养健康主题或问题，开展系统、全面的阐述，让目标人群对该营养主题或问题有一个比较全面的认识。手册的特点是信息量大、内容系统完整，图文并茂、可读性强、便于携带。受众可以长时间、反复阅读，有保存价值。

一本完整的小册子包括书名、封面、目录、正文、插图、单位落款和制作日期等。封面设计要简洁大方、色彩饱和、不刺激，图片与主题内容相关。封面显示题目、单位落款和制作日期等。

根据主题，将正文分为几个部分。各部分按照一定的逻辑有序陈列；各级标题的字体、字号和颜色要保持一致；插图可以把抽象的描述具体化、可视化，便于读者更准确地理解和记忆；插图必须与内容相关，且具有自明性。

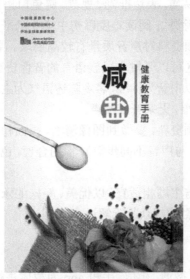

图6-4 营养健康教育材料示例（小册子）
（来源：中国健康教育中心）

手册常见的版本为 32 开或 48 开,页码一般在 8～48 页之间。小册子中的文字原则上以一种字体为主,其他字体为辅;同一版面通常只用 2～3 种字体;字号以五号、小四号、四号字为宜;用于儿童与老人的小册子可适当采用较大号的字体。

二、视频和音频材料

视频材料包括公益广告、微视频、小视频、长视频、电视栏目等。视频资料的特点就是用声音和图像传递信息,因此,视听效果至关重要。视听效果主要包括声音、图像和音效。需要目标人群掌握的重点内容,可以通过画面、文字、色彩、光线、音效等进行强化或突出,以引起观众的重视。

音频材料包括健康科普专题音频、广播剧、有声书等。

视频和音频类材料设计制作要点。

1. 语言　语言要通俗易懂,表达准确、规范,避免口语化;专业术语要有解释,不使用英文或英文缩写(特殊情况除外);阅读难度以初中毕业水平为依据。

2. 声音　一份好的视频资料对声音质量有较高要求。要求普通话解说,吐字发音要清晰,语速适中;少数民族地区可以开发本民族语言的音像资料,或将其他语言的音像资料进行本民族语言的配音;语调以中音为标准,客观陈述语气为主;语速适中,以 250～300 字/min 为宜;音质要求声音干净清晰,无杂音或噪声。

3. 图像　一份好的视频资料,要做到图像清晰、画面稳定,色彩清新自然,无杂乱信号(如闪烁、花屏、波纹、偏色、与声音不同步等),构图合理,色彩自然,画面简洁,能够准确表达主题。

4. 音效　背景音乐要与主题相适宜,以优美、轻松的乐调为主;音量要适中,与解说音量保持合适的对比度,不能影响观众收听解说。

三、新媒体材料

新媒体营养传播材料以微博、微信、手机 app 为载体进行传播的营养健康传播材料,它兼具新媒体传播和健康传播的特点。根据表现形式的不同,可以将新媒体营养传播材料分为文字材料、图片材料、视频材料和音频材料等。在设计制作营养教育新媒体材料时,一方面可将前述图文类、音视频类材料二次加工,转化为新媒体材料,还可以根据需要专题设计制作。

在人人都有麦克风的社交媒体时代,新媒体传播的传播者、传播内容、传播方式等各个方面,都与传统的折页、册子、书籍等有明显的区别。营养教育可利用信息图标、手绘、动图、H5、声音、视频等多种形式来包装需要传递的营养教育信息,多元化传递健康信息,可以最大程度地增加受众的接受度和参与性。对于营养教育从业者来说,除了营养教育专业知识,还需要了解或掌握图片处理、音频处理、网络编辑、视频/动画制作甚至软件 app 开发等技术。下面介绍几种常见的新媒体传播材料。

(一)信息图表、漫画

信息图表是指数据、信息、知识的可视化表现形式。它综合运用了文字、数据、图表、图形等元素,能够将一些复杂的信息,通俗、准确地解释或表达出来。信息图表由信息和图表两部分组成,信息就是知识内容,图表就是可视化设计。好的信息图表就是好的内容和设计的结合体。

漫画也是在新媒体时代应用较为广泛的一种传播材料。它是将简短的文字和卡通图画相结合，以讲故事的形式向受众传播信息。

信息图表和漫画这两种方式，已成为传播科学知识的重要手段之一。图片类材料具有以下传播特点：一是可读性强，综合运用文字、数据、图表、图形等元素，将复杂的信息通过简单的方式呈现，能够传播更多的信息；二是趣味性高，将抽象的文字信息转化成为可视化的信息图、漫画等形式，形式活泼，便于理解；三是吸引力和感染力较强，阅读氛围也更为轻松，比文字更能吸引受众。

（二）视频

新媒体中呈现的视频材料包括真实人物出演和动漫制作两种形式。根据时长不同，又分为微视频、小视频、长视频等多种形式。在新媒体中，使用视频材料传播信息，要充分考虑到播放平台的特性和受众的接受习惯，对播放的时长进行严格的把握。

与图文类材料比较，视频类材料具有以下传播特点：一是信息量大，视频材料是由数量众多的脚本构成，综合运用图像、音频等手段呈现大量的信息；二是视频形式更为直观，是对普通生活场景的直接或间接映射，具有强烈的感染力和冲击力，更易理解。

（三）音频

音频材料由于其仅凭声音来传播信息，需要听众集中注意力才能达到较好的传播效果。音频多是作为一种元素出现在视频或其他类型的传播材料中，但也可单独出现在音频平台中。

（四）H5 页面

H5 即 HTML5，广义指的是一系列用于开发网络应用最新技术的合集。该技术能够减少浏览器对插件的依赖，并提供更多能够有效增强网络应用的标准集。H5 也被称为场景应用、H5 页面、轻应用等。

营养教育和传播领域用到的 H5，主要指在智能手机、平板电脑等移动终端上（如微信、手机 app）呈现的微场景、动态页面，是一种交互媒体的新格式（示例见图 6-5）。用户可以通过简单的滑动、拖拽等动作完成在线场景的观看，并可以方便地分享给自己的朋友；即加速信息的传播和推广，同时兼具数据搜集、统计、分析等功能；具有良好的交互效果、更好的运行速度、更方便的制作流程等特点。

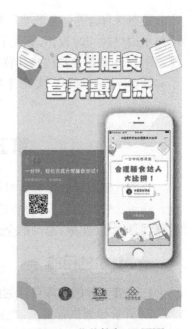

营养教育活动经常需要用到 H5，常用的场景包括设计营养教育活动邀请函、主题推广、科普小知识、互动小游戏等，可以根据需求自行选择。一般来说，基础功能都实行免费模式，而高级功能和定制化的功能则采用付费模式。

自行制作时注意事项如下。

1. 文字　H5 中的文字一般选择 14～18px 大小的字号，1.5 倍的行间距，字号越小，显得文章更精致，但太小不适合大众特别是老年人阅读；文字不需要首行缩进，正文段落最好多分段，长段落不要超过手机屏幕的一屏；可以使用改变字体颜色或者字体背景来突出重点，但不宜选用过于明亮的

图 6-5　营养教育 H5 页面

色彩如亮黄、亮蓝等。

2. 图片　H5 的特点就是含有大量的图片和动画。首先,图片要有基本的像素,如不低于 800 像素;其次,缩小过大的图片,以免加载过慢、消耗流量而影响用户体验;第三,同一个 H5 尽量选用风格一致的图片,以保证产品的视觉一致性。

3. 注意图片的版权　最好使用版权图片库,原创图片须打上水印。

（五）微信公众号、微博平台和客户端

微信是一款基于智能终端的即时通讯应用程序,用户可以通过使用网络发送语音短信、视频、图片和文字。微信公众号是某一组织、机构或个人在微信公众平台上申请的应用账号,通过微信号他们能够实现和特定群体的文字、图片、语音、视频等全方位的沟通、互动。

微博是微型博客(MicroBlog)的简称,方便用户通过电脑、手机等多平台浏览和发布信息,所发信息实时传达,并可一键转发。微博除了能够发送文本信息外,用户还可以发布图片、音频、视频等形式的信息。微博具有关注、发布、评论和转发四大功能。

客户端一般指可以在手机或其他智能终端上运行的应用程序,英文名称为 application,简写为 app,用户可以通过 app 快速的接入互联网,主动获取信息。手机客户端传播的最显著特征是有明确的目标群体,能针对性的推送信息和提供服务;客户端通常是由特定的机构面向某一特定群体开发、设计的一款应用,能够基于用户的定位,定期或不定期向特定用户推送信息;用户则可以通过手机应用商店,根据自身的需求和兴趣,有选择性地下载客户端,获取自己需要的信息和服务。

微信公众号、微博平台和客户端也称为"两微一端",是目前营养教育最主要的新媒体健康传播形式,很多权威的政府部门、专业机构、学术机构以及营养教育服务提供者,都开发了自己的"两微一端",在营养教育和咨询服务中发挥着重要作用。

四、实物材料

是指带有营养信息的实用物品,如扑克、纸杯、雨伞、围裙、月历、台历等。实物材料通常与平面材料同时设计,采用相同的主题和核心信息,不单独设计。如将主题海报上的标题、图片、落款等要点信息转移到纸质杯子、扇子、雨伞、背包等实物上,这些实物就转变成了实物营养教育材料。实物营养教育材料设计要点同平面材料。

第五节　营养教育的评价

营养教育项目的评价是对项目的目标、内容、方法、措施、过程和效果等进行评估的过程。通过比较找出差异、分析原因、解决问题、改善管理、提高执行效率。评价贯穿了营养教育项目计划、实施、总结的全过程。

一、评价的目的

1. 衡量营养教育项目计划或方案的先进性、可行性和合理性。

2. 评价计划执行情况,包括营养干预活动数量和质量,以确定营养干预活动是否适合目标人群,各项活动是否按计划进行,活动的覆盖人群是否达到预期。

3.衡量营养教育项目是否达到预期目标,是否解决了或部分解决了要解决的问题。

4.评估项目的产出是否有混杂因素的影响,以及影响的程度如何。

5.向公众和投资者说明项目结果、项目的贡献与价值,为决策者提供决策依据,扩大项目影响,取得更广泛的支持与合作。

6.总结项目的成功经验与不足之处,提高营养教育评价理论与实践水平,完善营养教育项目。

二、评价的原则

1.有效性(effectiveness) 目的和目标实现的程度。

2.适当性(appropriateness) 干预措施与需求的相关性。

3.可接受性(acceptability) 内容或方法是否敏感。

4.效率(efficiency) 花费的时间、资金和资源是否能带来效益。

5.公平性(equity) 需求和供给达到均衡。

三、形成评价

形成评价(formative evaluation)是在方案执行前或执行早期,对方案内容进行的评价。形成评价有助于进一步完善方案,使所选择的干预策略、方法和措施等更加科学合理。高质量的形成评价可降低项目失败的风险,提高成功的可能性。

形成评价是对项目计划可行性与必要性进行的评价过程,是一个完善项目计划、避免工作失误的过程,包括评价计划设计阶段进行的目标确定、目标人群选择、策略和方法设计等,其目的在于使计划符合实际情况。此外,在计划执行过程中及时获取反馈信息、纠正偏差,进一步保障计划的成功,也属于形成评价的范畴。因此,形成评价主要发生在项目设计阶段及项目实施阶段。

1.形成评价的具体内容包括

(1)项目目标是否符合目标人群的特点,如营养知识水平、态度和行为、营养状况和活动的可及性。

(2)了解干预策略的可行性,如目标人群的文化程度、营养教育资源的可及性、政策制定和环境改善的受益人群、影响程度和可行性等。

(3)传播材料、测量工具预试验,以及政策制定和环境改善试点等。

(4)是否在最初的计划执行阶段根据出现的新情况、新问题对计划进行适当调整。

2.在形成性评价中,可采用多种技术,包括文献、档案、资料的回顾、专家咨询、专题小组讨论、目标人群调查、现场观察、试点研究等。形成性评价的指标一般包括项目的科学性、政策的支持性、技术上的适宜性、目标人群对策略和活动的接受程度以及项目目标是否合理、指标是否恰当等。

四、过程评价

过程评价(process evaluation)是对项目从开始到结束的整个过程的评价,包括对项目方案、实施过程的各个环节、管理措施、工作人员情况等的评价。在项目执行的过程中开展评价,对项目的实施具有督导作用,有助于项目目标的实现。

（一）过程评价的内容

1. 针对目标人群的评价 包括：哪些人参与了营养教育健康促进项目；接触到哪些干预活动；目标人群对干预活动的反应如何；是否满意并接受这些活动（包括对干预活动内容的满意度、形式的满意度、组织的满意度、对人际关系的满意度等）；目标人群对各项干预活动的参与情况如何等。

2. 针对项目进程的评价 包括项目活动的执行率；干预活动的覆盖率；有效指数；资源使用进度指标（项目经费使用率、年度费用使用率、费用进行比等）。

3. 针对组织的评价内容 包括项目涉及哪些组织；各组织间是如何沟通的；他们参与项目的程度和决策力量如何；是否需要对参与的组织进行调整，如何调整；是否建立了完善的信息反馈机制；项目档案、资料的完整性、准确性如何。

（二）过程评价的指标

根据项目内容及其特点选择评价指标，常用项目活动执行率、干预活动覆盖率（受干预人数／目标人群总数×100%）、目标人群满意度、资金使用率等。

（三）过程评价的方法

过程评价主要通过查阅资料、现场考察和组织专项调查三种方法来收集资料、进行定性和定量分析。查阅资料的优点是能够在较短时间内熟悉项目执行的全貌；缺点是有的项目文件资料不齐或因某些资料缺失，查阅者不一定能完全掌握真实情况。现场考察能够较客观地了解项目执行的实际环境及取得的成效，例如考察营养教育教室、营养教育宣传栏或展板、居民生活自然环境、锻炼活动场所及器材等；缺点是对项目执行过程了解不深，甚至有可能是假象。专项调查能在较短时间了解项目执行中的成效，并对项目的实施质量评价；缺点是有可能受被调查人员代表性的影响，而不能完全反映真实情况。这三种方法综合使用，可在较大程度上克服各自的弱点，提高过程评价结果的可信度。

五、效应评价

效应评价（impact evaluation）又称影响评价、近中期效果评估，是评估项目引起的目标人群营养相关行为及其影响因素的变化。与健康结局相比，营养相关行为的影响因素及行为本身较早发生变化，故效应评价又称为中期效果评价。

（一）效应评价的内容

1. 倾向因素 营养知识、理念、观念，对营养相关疾病或行为的态度，对自身易感性及疾病潜在威胁的信念等。

2. 促成因素 营养服务的可及性，营养服务以及医疗卫生法律、法规及相关政策、环境改变等。

3. 强化因素 一级目标人群采纳营养行为后可获得的社会支持、二级目标人群对营养相关行为与疾病的看法等。

4. 健康相关行为 与干预相关的健康相关行为的变化情况。

（二）效应评价的指标

通常采用营养知识知晓率、营养素养水平、信念持有率、行为形成率、行为改变率等反映近期、中期效果的指标，同时考虑政策、环境、服务、条件方面的改善等。实际工作中，营养教育项目的效果评估指标，从短期到中长期一般会包含知识、态度、行为、健康结局这几个方面的指标。就近期和中期效果指标而言,一般推荐以下指标,或者结合项目工作专门设计。

1. 短期指标 通常采用营养相关知识知晓率、营养素养水平等指标反映营养教育的短期效果。此外,还可以采用认识到食用足够水果和蔬菜对健康有益的人口百分比,认识到总脂肪、饱和脂肪、盐和糖摄入量过高对健康造成危险的人口百分比,记得关于健康饮食的宣传活动或战略所提供信息的人口百分比等更为具体、明确的指标,来反映营养教育的短期效果。

2. 中期指标 通常采用营养相关行为形成率、行为改变率来反映营养教育的中期效果。如在参加健康饮食行为干预规划的目标人群中,体重超重和肥胖成人(即体重指数 BMI≥24kg/m^2 和 BMI≥28kg/m^2)的百分比、患高血压的成人百分比、总胆固醇高(≥5.2mmol/L)的成人百分比、每天食用少于 5 份水果和蔬菜的人口百分比、每天食用不足 400g 水果和蔬菜的成人比例等,这类指标可以采用营养监测指标,也可以根据营养教育活动的内容具体设定。

(三)效应评估的方法

对特定人群在干预前后的评价指标变化进行比较,通过统计学检验确定干预措施的效果。一般而言,应设立对照组进行同期随访,并与干预组进行对比分析,使干预措施的效果评估更为科学。如果条件许可,干预组和对照组对象采用随机分组,称为随机对照试验,评价结果更有说服力。一般营养教育项目,都可以进行效应评估。

六、效果评价

效果评价又称结局评价(outcome evaluation)或远期效果评价,是评价实施之后目标人群的营养状况乃至生活质量的变化。不同的营养促进项目,其导致结局变化及所需时间之间的差别很大。

(一)效果评价的内容和指标

通常有健康状况指标和生活质量指标两类。第一类健康状况指标包括身高、体重、血压、血红蛋白、人格、情绪等生理心理指标,以及发病率、患病率、死亡率、婴儿死亡率、孕产妇死亡率、平均期望寿命等疾病与死亡指标;第二类生活质量指标,包括生活质量指数、生活满意度指数、社区行动情况、健康政策和医疗卫生、环境条件改善等。营养健康教育项目的长期指标还可以考虑体重过重或肥胖的成人、儿童和青少年基于人口的百分比,特定病因死亡率,特定病因发病率。

(二)效果评价的方法

按照设计方案,经过全程的随访调查并获取干预后的结局数据,然后与干预前的数据进行比较分析,通过统计学检验确定干预的效果。与效应评估相同,也可设立对照组进行同期随访,通过两组对比分析,干预措施的效果评价较有说服力。由于有些效果指标,如发病率、死亡率需要较长时间才可能看到变化,所以此类评估并不是所有项目都能进行。

七、总结评价

总结评价(summative evaluation)是形成评价、过程评价、效应评价和结局评价的总结,能全面反映项目活动取得的成绩和存在的不足,为今后继续深入开展健康教育与健康促进项目提供参考。

(严丽萍)

参 考 文 献

[1] 傅华. 健康教育学 [M]. 3版. 北京：人民卫生出版社，2017.

[2] 李长宁. 健康教育专业人员培训教材——健康传播材料制作与评价 [M]. 北京：人民卫生出版社，2019.

[3] 王陇德，马冠生. 营养与疾病预防——医护人员读本 [M]. 北京：人民卫生出版社，2015.

[4] 中国营养学会. 中国居民膳食指南（2016）[M]. 北京：人民卫生出版社，2016.

[5] 贝齐·B·霍利，朱迪丝·A·贝托. 营养咨询与健康教育技术指导 [M]. 上海：上海交通大学出版社，2019.

[6] 田向阳，程玉兰. 健康教育专业人员培训教材——健康教育与健康促进基本理论与实践 [M]. 北京：人民卫生出版社，2016.

[7] 常春. 健康教育与健康促进 [M]. 北京：北京大学医学出版社，2010.

[8] 周欢. 健康行为与健康教育学 [M]. 成都：四川大学出版社，2020.

[9] 李英华，李莉. 健康教育服务评价指南 [M]. 北京：北京大学医学出版社，2015.

第七章　营养宣传活动的组织实施

营养宣传活动是指将营养健康信息传播给公众的一系列活动,常见的营养宣传活动包括人际传播(如咨询、讲座)、群体传播(如小组活动)、大众传播(如电视、报纸等)以及新媒体传播(微信、直播等)等形式。为确保营养宣传活动顺利开展和取得良好的宣传效果,每一次的宣传活动都需要进行详细的策划和准备;实施过程中对关键点进行把控,确保活动的顺利进行;事后及时进行活动总结和评估。本章就讲座、小组活动、大型宣传活动和新媒体活动等常见的宣传活动的组织实施过程进行介绍。

第一节　营养讲座

营养讲座是指授课老师借助教学用具、运用教学的方式向观众传播营养知识和技能的一种营养教育活动形式。营养讲座是一种常见的、成熟的讲授形式,也是居民获得营养健康知识和技能的重要途径。但目前营养讲座的组织实施方面仍存在一些问题,而且高质量的营养知识讲座在所有类型讲座中所占比例较低。因此,应重视营养知识讲座的举办工作,使营养知识深入人心,促使态度及行为改变,从而达到提高居民健康水平的目的。

一、营养讲座的策划

营养讲座的策划内容包括以下几个方面。

(一)确定活动目标

目标可分为总体目标和具体目标。总体目标是计划理想的最终结果,具有宏观性和远期性。营养讲座的总体目标通常是帮助人们增加营养健康的相关知识,养成有益于健康的行为和生活方式,维持、促进和改善营养健康水平。具体目标是为实现总体目标而设计的具体的、量化的目标,如普及某一方面的营养科普、专业知识或操作技能等,在目标的指引下,营养宣传活动才能有序开展。

(二)营养讲座对象的确定

营养讲座可以针对大多数群体开展,规模可大可小,可以从十几人到上万人。目前社区居民、单位职工、营养健康从业人员等是营养宣传活动的主体。儿童正处在生长发育的关键期,对营养素需求多样,而且儿童时期的营养状况与其成年后某些慢性疾病的发生有关;儿童正处在饮食行为和生活方式形成的关键时期,儿童和家长也就成为了重点人群。

(三)营养讲座主题以及内容的确定

营养知识讲座的内容可通过分析受众存在的主要营养健康问题以及问题的严重程度、相关行为的重要性以及可变性,确定讲座的内容。值得注意的是,在内容选定方面,应做长期规划,设定一段时期内营养知识讲座的主题及内容,建立常态化机制,长期开展营养知识宣传活动,保障营养宣传活动效果。

(四)授课老师的确定

授课老师应具备丰富的专业知识,并且具有较强的语言表达能力和现场把控能力,行为得体、举止大方、思维敏捷,能够在讲授过程中及时解决听讲人提出的问题并进行良好的互动,提高听讲人对营养与健康的重视程度,为进一步的营养干预工作开展创造良好的条件。

(五)内容的准备

相关人员根据营养讲座的主题或内容编制教案、宣传页、海报、电子幻灯片等。电子幻灯片是营养讲座中内容主要的呈现途径,可自制或使用标准化的电子幻灯片。自制电子幻灯片时应注意:内容的科学性、逻辑性、连贯性,按照一定的顺序呈现;设计应美观简洁,颜色搭配合理,字体大小适度。由于自制幻灯片难度大、耗时长,若开展营养教育的工作人员缺乏制作幻灯片的专门培训,自制幻灯片的质量会影响营养讲座的效果,应选用由相关团队在自制幻灯片的基础上进一步深加工,优化内容编排,统一排版设计而形成的标准化幻灯片。由于标准化幻灯片节省了授课老师自制幻灯片的过程,省时省力,授课老师无需进行大幅度修改,只需根据实际条件对内容相应调整即可使用,标准化幻灯片越来越受到欢迎。

(六)场地或形式确定

根据宣传对象的不同,落实营养宣传活动进社区、进乡村、进学校、进超市、进餐厅等五进要求,全方位开展营养宣传活动。开展讲座的场地应根据参与者的人数选择,场地应选择大小适宜、交通便利、环境安静、光线充足的场所。如有疫情防控等特殊需求,讲座可利用录制短视频、慕课、直播等形式在互联网以及新媒体平台线上开展。

(七)预案制备

如遇到特殊情况,营养讲座的时间、地点、流程有可能发生相应改变。因此,应在营养讲座筹备阶段做好细致、周密的预备方案以作替换。

社区营养知识讲座应急预案(示例)

为保障本次活动安全举办,确保到场人员人身、财产安全,防范各类危险事故发生,积极应对可能出现的意外状况,保障此次活动圆满成功,制订本预案。

一、活动时间

×月×日上午×时至×时

二、活动地点

××社区

三、事故、意外应对方案

1. 突发意外　若出现危害在场人员人身财产安全的事件,如起火、触电、踩踏、斗殴等,应由专人联系公安、消防以及医疗部门等处置;现场工作人员维护现场秩序,积极组织自救,有序组织人员疏散撤离,防止二次伤害发生。

2. 天气变化　若出现极端天气状况,活动无法举办或需延期举办,或因天气原因举办地点变动。应第一时间发布消息,告知主讲人以及参会人员,并做好后续沟通、协调工作。

3．突发公共卫生事件　若出现疫情等突发公共卫生事件，活动无法举办或需延期举办，应第一时间发布消息，告知主讲人以及参会人员，并做好后续沟通、协调工作。

4．主讲人变化　若原定主讲人无法到场，应视情况，选择更换主讲人、推迟活动直至取消活动，并做好解释工作。

5．设备故障　设备负责人员应提前调试检修现场电脑、投影仪、音响、话筒等设备。可准备多套备用设备，出现意外时使用。

6．人员分工

活动负责人：	联系电话：
安保组负责人：	联系电话：
设备组负责人：	联系电话：
主讲人：	联系电话：

（八）项目预算

营养讲座的开展涉及人员、材料、设备、场地、交通等费用，包括但不限于场地及设备租赁费、专家劳务费、物料费、打印费、市内交通费、差旅费等。预算制订应按照国家相关财务管理要求，科学合理、规范精细、倡导节约并留有余地。

二、营养讲座的组织实施

（一）发布通知

营养讲座开始前1周左右，通过正式发文、通知栏、网络平台、宣传单、海报、广播、电话等线上和线下多途径发布营养讲座信息，积极动员重点人群参与。通知信息应包括时间、地点、主题、主讲人、主讲内容等。

营养讲座通知（示例）

居民朋友们：

高血压是危害居民健康的沉默杀手，减少盐的摄入是预防和控制高血压的最经济有效的措施。为普及家庭减盐知识和技能，提高居民营养健康水平，社区特邀请营养专家举办专题讲座，现将有关事宜通知如下。

一、讲座时间

×月×日上午×时至×时签到，×时至×时讲座

二、讲座地点

××社区××会议室

三、主讲专家

××大学××教授（附专家照片和简历）

四、讲座题目和内容

题目：××××

内容：××××

五、报名方式

联系人：×××

报名电话：×××

欢迎居民朋友积极报名参加，讲座结束后可领取一套限盐勺和限盐罐。请参加讲座的居民做好自身防护，戴好口罩。

××社区

×年×月×日

（二）场地、设备准备

营养讲座开始前应做好场地的布置工作，如座位的安排、横幅的悬挂、所需电脑、话筒、音响、投影设备的调试、幻灯片调试、宣传材料的印制摆放、讲座材料和道具准备等。

（三）营养讲座的开展

营养讲座应按照预定方案按时按点开展，现场工作人员按照需求及时做好资料（图片、视频、文件等）的留存工作，并在活动结束后及时分类整理。授课老师在讲座全程围绕主讲内容展开讲座，并按照日程安排合理分配内容和时间，注意与听讲人员进行眼神、语言方面的互动，充分激发其对于讲授内容的兴趣和互动积极性，保证听讲人员注意力集中，提高活动质量。

（四）营养讲座结束后

讲座结束后，可根据时间情况酌情安排现场咨询，工作人员进行现场答疑。并发放调查问卷和填写相关活动记录表，收集讲座效果的即时评价与反馈，整理活动情况，便于后期工作的改进。

三、营养讲座的评估总结

评估总结是对活动开展的每一环节进行评价分析，以总结有益经验做法，提出改进活动措施。评估总结的主体可以是组织管理人员、活动执行人员、听讲对象或者主办方相关人员等；对活动的评估总结可帮助听讲对象了解营养健康知识的掌握程度，检验学习成果，激发学习的动力；活动组织实施者可获得活动开展情况的反馈，有利于及时改进工作，更加科学合理设计活动开展的各个环节。

评估总结工作开展的步骤：①制订评价标准，根据活动目标制订评价标准；②测量，收集相关资料，通过定性或定量方法，测量相关指标。常用的评价指标有营养知识平均分、营养知识合格率、营养知识知晓率（知晓人数/总调查人数×100%）、营养知识总知晓率（知晓题次/总调查题次×100%）、信念持有率、行为流行率以及行为改变率等，运用统计学方法或者总结归纳对资料进行分析，并评估活动。

评估内容应包括：满意度评估，即对讲授者形象、讲座内容、表达能力、讲座设计、多媒体制作等方面进行评价；对活动组织整体情况的评价；对听讲者营养健康知识和技能的掌握情况进行评价。评价分为讲座结束后的即时效果评价，如了解的知识、学习的态度和技能的掌握；结束一段时间后的短期效果评价，主要考察知识的记忆情况；长期的效果评价，包括知识的保留情况以及行为的形成情况。

第二节　营养小组活动

小组活动是指根据一定的指导思想,按照一定主题,采用个性化活动方案,进行有目的性的活动,以达到宣传或教育目的的活动形式。营养教育是将营养与教育战略相结合,并结合环境支持,旨在提高个人在选择健康食品以及进行其他有利于健康的活动的积极性和自发性。营养教育可以通过多种场所提供,同时涉及个人、机构、社区和政策层面的活动。由于营养教育存在广泛性、实践性、社会性等诸多特性,小组活动在进行营养宣传教育时就显出其较强的适配性。营养小组活动按照阶段,分为小组活动策划、组织实施和评估总结。下面将按照三个阶段的进展顺序,对小组活动进行介绍。

一、营养小组活动的策划

随着《"健康中国 2030"规划纲要》《国民营养计划(2017—2030 年)》《健康中国行动(2019—2030 年)》《营养与健康学校建设指南》等健康及营养相关指导政策的相继出台,营养与健康越来越受到大众的关注。公众通过各种渠道对营养健康知识取得一定程度的了解。小组活动不仅在形式和内容上较为灵活,而且在基层社区、乡镇开展的难度相对较低,可以随时根据当地的政策进行调整。因此,营养小组活动逐渐成为基层营养宣教活动的主要形式之一。

(一)营养小组活动目标的确定

以营养教育为主要宣传主题,以营养与健康为主要宣传方向,以提升居民营养健康知识素养为主要目标,同时利用营养宣传活动,改善居民对于基础营养健康知识的认知程度。以基层为起点和重点,在全社会范围内逐渐形成营养知识学习的新风尚,推动健康水平的提升和改善。

(二)营养小组活动主题和内容的确定

营养小组活动主要以营养知识的宣传教育为主,在完善营养相关基础性知识普及的同时,结合营养健康相关社会热点话题开展活动。营养小组活动主题、活动受众、活动形式三者之间相互关联,对于不同人群,可针对性采取不同的活动主题和活动形式,以提升活动的效果。

营养小组活动内容一般是营养健康相关的基础性知识、实时热点话题、专题性知识以及其他大众希望获得的营养健康相关内容。

(三)营养小组活动受众的确定

营养小组活动受众一般与活动主题相关联。比如活动主题为"如何安排家庭的餐桌",活动参与者可包括家庭掌勺人;活动主题面向某一特定人群,例如"糖尿病患者如何管理膳食",活动参与者主要是糖尿病患者。根据活动开展当地的公众需求,确定相应的营养小组活动主题和活动参与者。需要注意的是,营养小组应具有特定的共同目标和归属感,是存在互动关系的一群个体的集合体。因此,一场营养小组活动的参与者应有相似背景、共同需求和兴趣。

（四）营养小组活动形式的确定

营养小组活动的形式灵活多样。通常可以根据不同的活动主题和内容进行调整，一般可包括知识竞赛、技能大赛、健步走比赛、主题班会、定期课程交流学习、小组讨论等。

（五）制订预案

如遇到天气、场地冲突或其他特殊情况，营养小组活动的时间、地点或流程有可能发生相应改变。因此，应在活动筹备阶段做好细致、周密的预备方案以作替换。例如开展线下室外小组活动前，需提前了解活动开展当地天气情况，并提前租借能够容纳同等规模活动人数的室内场地，作为替换方案；活动流程可根据活动进展情况和参与人数随时做出相应调整；若活动参与人数远超预期时，还可采取延长活动开展时间、增加后续活动开展场次等形式。

（六）活动预算

营养小组活动开始前需要对活动所需经费进行评估。例如邀请出席活动的专家费用、场地租借费用、音像材料制作费用、宣传材料印刷费用、工作人员劳务费用、活动开展所需的其他物品费用等。在活动结束后将活动花费与活动收效进行成本 - 效果分析，为后续活动提供指导。

二、营养小组活动的组织实施

（一）营养小组活动前期的宣传

以线上、线下相结合的多种渠道进行活动预热，提升活动的知晓程度。基层政府部门的渠道宣传较为有效，在较大程度上扩大了活动的覆盖范围，同时可提升活动的公信力和公众对于营养小组活动的依从性。前期宣传应明确活动的时间、地点、主题等内容。

（二）营养小组活动地点的确定

营养小组活动地点一般为广场、公园等人流量较大的场所，或教室、讲堂等能够进行课程学习的场所，或社区、乡镇活动中心等便于召集公众参与的场所。活动地点应根据活动的不同主题、面向的不同人群以及参与的人数等综合考量。对于广场、公园等公共场所，需要保证其活动现场的开阔性和人员流动性，以确保活动的潜在参与对象能够快速确定活动所在位置，并及时参与。对于社区、乡镇活动中心、教室、讲堂等活动场所，需要保证其容纳量和话筒音响等设备的可及性。

（三）营养小组活动所需材料制备及使用

营养小组活动所需材料多数为营养宣传材料或营养教育材料，以及面向活动参与对象的营养相关问卷等。所有材料在活动准备阶段，需要就材料的发放和使用方法对工作人员进行统一化培训；若活动采用问卷，则需要制订调查手册，并对调查人员的调查方法和技巧等进行统一化培训。

（四）营养小组活动工作人员组织

营养小组活动工作人员组织，是指在活动开始前组织参与活动的相关人员进行统一的学习，同时对不同分工人员应承担的任务进行分配。活动人员组织是活动开展前的重要步骤，不仅要保证活动全程有营养健康相关专业人员的参与，后勤人员的任务也要逐一安排到位，同时对活动进行中可能出现的突发状况做好预案。

（五）营养小组活动开展现场的组织

营养小组活动的现场实施，需要围绕活动主题进行，以保证活动开展的有效性和针对性；活动开展的过程中需要及时发现活动过程中出现的问题并及时解决；对活动的相关材料（图片、视频、文字等）进行留存；收集活动参与对象的反馈，及时记录，并在后续活动中加以考虑和解决。

三、营养小组活动的评估总结

（一）营养小组活动实施过程的评估总结

对活动实施过程的评估总结，主要涉及活动是否顺利按照策划方案进行，活动进程是否有调整，过程中是否出现难以解决的问题等。对实施过程的评估主要是为了回顾活动过程中出现的问题，及时对问题进行总结，以对下次活动提供可行性和实践性的整改意见等。

（二）营养小组活动效果的评估总结

对营养小组活动效果的评估包括现场效果、后期影响力。

现场效果总结主要是对实际活动中是否达到活动策划中所涉及的活动现场效果，如活动参与对象的满意程度、活动的参与人数、活动现场的活跃度等进行评估。活动对象的满意程度可以通过活动现场的随机采访或填写问卷的形式进行考察；活动现场的活跃程度可以综合活动现场参与人数和活动现场气氛考察。

对活动后期影响力的评估总结是评估总结的关键环节，主要包括对小组活动在当地引起的热度和讨论量、对活动参与对象的后续考察，活动开展后是否在当地产生一定的反响、是否对后续活动有需求等。活动的收效考察可能需要随访观察，尤其是周期性的营养健康教学活动，可以对活动当地公众的营养健康知识素养水平进行周期性的考察，并根据活动收效随时对活动方案进行调整。

（三）营养小组活动整体的评估总结

对营养小组活动进行整体的评估总结是指在前面几个评估总结的基础上，结合活动策划本身对活动的完整性、有效性、可持续性、可重复性等进行考察，综合评估小组活动。整体的评估总结既不能只注重某一方面的考察，也不能关注过于广泛，导致对整体活动的高估或低估。需要以实际情况为依据，以活动策划本身为基准，以活动现场情况和活动收效为主要衡量标准，得出客观的评估结果。对本次小组活动的总结，可为后续的活动提供素材和经验。

第三节　大型营养宣传活动的组织实施

为贯彻落实《国民营养计划（2017—2030年）》《健康中国行动》等重要政策，全民普及营养健康知识，提高公众营养健康素养，国家每年都在特定的时间节点开展全国范围内、统一主题和核心信息的大型宣传活动，如全民营养周、全国食品安全宣传周、"5.20"中国学生营养日、全国碘缺乏病防治日、全民健康生活方式宣传月等。这些大型宣传活动的成功举办离不开周密科学的活动策划方案、积极的组织实施与全面的评估总结。只有将整个过程的每一个环节都认真筹划、落实，才能保障活动圆满成功，最大程度达到营养健康传播的目的。

一、大型营养宣传活动的策划

一个科学、严谨、可行的活动策划方案决定了活动的实施效果,策划方案应包括以下几部分。

(一)大型营养宣传活动目标和主题的确定

聚焦重点目标,突出活动主题。大型营养宣传活动目标既是通过宣传活动想要达到的传播效果,也是我们在指定活动内容时的灵魂,活动的整个内容设计都是围绕目标所展开的。活动的目标确立应该分为三个维度:知识的获取、意识的转变以及态度的确立。

一次传播效果良好的大型营养宣传活动一定要有鲜明的主题,这是所要传播内容的核心。例如 2019 年全民营养周的主题为"合理膳食,天天蔬果,健康你我",2020 年为"合理膳食,免疫基石",2021 年为"合理膳食,营养惠万家",2022 年为"会烹会选,会看标签",全民营养周也同步设计了历年主题 logo(图 7-1);2020 中国减盐周主题为"盐就要 5 克"等。这些主题可大可小,但都应与活动设计的内容紧密相关,让整个活动具备整体性和连贯性。

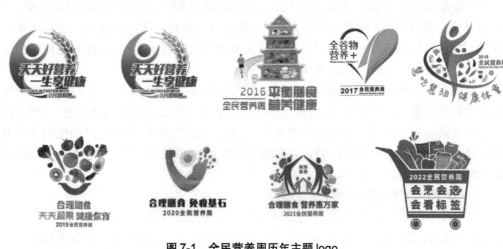

图 7-1　全民营养周历年主题 logo

(二)大型营养宣传活动受众的确定

一场传播效果良好的营养宣传活动一定在受众人群方面有所侧重,即活动的针对性。不同的受众在宣传重点上也有所倾向,充分考虑受众人群特点,才能更有针对性地提供受众乐于接受的宣传方式和内容。例如学生营养日主题宣传活动的受众主体为中小学生,可以采用科普剧、科普动画的形式宣传营养健康知识;健康养生类的受众主要是中老年人,可以采用讲座等形式。

(三)具体形式的确定

大型营养宣传活动常见的有宣讲类(讲座、培训)、展示类(展览、展示)、体验类(体验活动、营养科学实验)、竞赛类(营养知识竞赛)等,还可以多种形式融合。各种类型的宣传活动均有不同的特点,应根据实际需求进行选择。

1. 宣讲类　有明确的主题,固定的活动场地,明确的时间,相对特定的受众。

2. 展示类　展示类宣传活动的特点是展示主题明确,活动场地相对固定、展品或传播者(演示者)固定,受众广但不确定。

3．体验类　体验感强，例如邀请活动对象进行食物分类、食物搭配体验，使其在参与过程中增加兴趣的同时，了解更多的营养知识。

4．综合类　多种宣传形式结合，例如将讲座、营养知识竞赛、图片及模型展结合。

2021年第七个全民营养周，整个活动形式分为国家层面活动和地方层面活动。国家层面活动采取主场启动仪式（邀请政府部门、学术机构、行业企业、新闻媒体等各界代表出席），组织动员广大营养健康科技工作者、营养师参加第三届全国营养科普大会、合理膳食"百千万"志愿行动、"晒出我的营养餐盘"等线上、线下活动，共同传播《中国居民膳食指南》核心信息。地方层面举办地方启动仪式，与主场仪式形成呼应；开展进社区、进乡村、进学校、进场馆等线下活动；采取讲座、义诊、咨询、电子屏幕展示、海报张贴、宣传折页自取、微信群信息发布等多种形式；促进全民营养周活动落地到基层，惠及广大百姓；增加线上传播活动力度，利用当地主流媒体和各单位官方网站、微博、微信公众号等平台宣传全民营养周主题相关内容。这些丰富多彩、形式多样、群众互动性强的传播活动极大地提升了全民营养周社会影响力和全民参与度。

（四）大型营养宣传活动内容的确定

大型营养宣传活动的内容是整个宣传活动取得良好传播效果的基础和前提。只有内容让受众喜闻乐见，才能保证参与度高，达到既定的宣传活动目标。内容的安排应紧密结合主题，保证科学性和实用性的同时，富有特色，各部分衔接紧密。例如，中国营养学会设计了2022年全民营养周宣传工具包，内容丰富，形式多样，供各地使用（图7-2）。

一、全民营养周标识
- ✓ 全民营养周永久logo图
- ✓ 2022年全民营养周主题传播logo
- ✓ 《全民营养歌》MV、mp3

二、中国居民膳食指南（2022）核心内容
- ✓ 中国居民膳食指南（2022）平衡膳食八准则（文字版）
- ✓ 中国居民膳食指南（2022）平衡膳食八准则解读PPT
- ✓ 中国居民平衡膳食宝塔、餐盘、算盘图形（2022）
- ✓ 中国居民平衡膳食宝塔、餐盘、八准则单页卡及折页（2022）
- ✓ 中国居民膳食指南（2022）准则及核心推荐折页
- ✓ 中国居民膳食指南（2022）一图读懂
- ✓ 《营养导航》杂志（膳食指南专刊）

三、中国居民膳食指南（2022）平衡膳食八准则科普文章

四、宣传海报、视频、折页
- ✓ 全民营养周主题海报（明星版、家庭版）
- ✓ 全民营养周主题宣传视频
- ✓ "我的膳食计划"营养食谱折页
- ✓ "会看标签 明白消费"折页

五、教学与实践指导
- ✓ "'知食'就是力量"课件及海报工具包
- ✓ "健康食品选择交流"工具包
- ✓ 合理膳食达人大挑战H5科普版和专业版
- ✓ "'知食'小卖部"线上互动展H5

图7-2　中国营养学会制作2022年全民营养周核心传播素材

（五）时间的确定

大型营养宣传活动时间的安排与宣传活动的背景联系紧密。如果是依托主题节日开展的，那时间应安排在主题节日期间；如果纯粹是单次的宣传活动，则应根据受众的工作/学习时间特点进行安排。如对社区居民的活动，可考虑在周末举办，吸引更多人来参与；如对全市/区中小学师生的活动，可考虑在学习日；如针对高新园区的所有单位职工，则考虑在工作日。

（六）地点的确定

活动地点的选择要充分考虑参与活动人员现场的流动性、密接程度、周边交通便捷性、安全等多种因素，保障大型活动有效、有序顺利开展。

（七）合作媒体的确定

媒体是举行大型宣传活动必不可少的组成部分，是能够帮助扩大传播效果的有利工具。通过媒体的报道，能够有效提高活动的传播程度和影响力。媒体的宣传应包括筹备期的预热、现场活动相关的报道以及后续的深度报道等。

（八）活动组委会及职责的确定

1. 会务组

（1）活动方案的督导及落实。

（2）组织工作小组筹备会议。

（3）与各指导单位、主办单位、协办单位、承办单位以及支持单位联络协调。

（4）拟定参加活动的人员和邀请参加单位及领导名单，并安排领导座位顺序。

（5）确定整个活动日程。

2. 宣传组

（1）制作背景板、海报、折页、签名墙、条幅等宣传材料。

（2）组织媒体记者对活动进行全程报道以及专人采访等。

（3）落实活动全程的录像、照相、新闻采集和发布等工作。

（4）其他活动宣传材料、礼品、工作用品的协调制作。

3. 资料组

（1）起草讲话稿、主持词、新闻稿等相关文字性稿件。

（2）签到人员登记表、活动所需各类文件等材料的制备。

（3）收集、整理活动的影像、图片资料等。

（4）明晰参加活动的嘉宾、人员或单位名字，并制备座签。

4. 综合接待组

（1）负责出席活动的相关领导及参会人员的接待工作，包括活动、食宿、车辆安排等。

（2）活动现场的迎宾、引导等相关工作。

5. 活动协调组

（1）负责租赁或协调活动场地，包括主会场和嘉宾室等。

（2）与舞台公司沟通完成场地搭建，准备音响等设备。

（3）协调落实场地用水、用电，包括现场饮用水。

（4）印制与发放现场车证、工作证等，引导领导车辆、工作用车停放。

（5）负责与相关部门的联络协调工作，履行报批手续。

（6）组织现场文体表演活动。

（7）落实现场的消防安全措施、卫生防疫措施等；制订应急预案，应对活动期间突发事件。

工作人员及相应职责不仅限于上述的内容，根据活动形式、内容、规模、特点的不同，各工作组的设置可进行合并或分设。确保整个活动由专人总体负责，每个组各有专人负责，每个岗位有专人负责，各组以及组内要分工协作。

二、大型营养宣传活动的组织实施

组织实施部分是一场大型营养宣传活动是否能够顺利完成的关键,分为前期准备、现场执行和收尾。整个过程都应按照策划方案中组委会的相关职责及要求,根据策划方案的具体内容开展工作。

(一)前期准备

1. 确定时间和地点后,相关工作人员对活动场地进行合理规划,准备场地及舞台搭建,根据规模和容纳量准备所需要物资。

2. 与辖区管理人员和政府部门协调联络,进行相关事宜的报备。

3. 提前制作、分装宣传物料,搭建背景板、条幅、展板、海报、灯箱、展台等。

4. 协调媒体机构进行多渠道线上、线下宣传。

5. 嘉宾的邀请。

6. 相关稿件及资料的撰写。

7. 进行活动彩排及正式活动流程的演练,充分考虑由人员、设备、活动相关方或不可抗力因素造成意外的应急准备。

8. 拟定会后媒体报道计划。

9. 做好执行清单,以备现场执行时查看。

(二)现场执行

现场执行是确保活动顺利举办的核心环节。尽管活动日程已确定完毕,并已进行彩排等准备,但要确保每个工作点位工作人员按时到位,每个环节实施的多方有效配合,并时刻注意突发事件的发生,根据时间来灵活调整活动进程。有些环节需嘉宾上场,但常常由于在场嘉宾比较多,活动时间又比较长,出现有些嘉宾即将上场但不在现场的情况。应提前和嘉宾进行详细沟通,告知嘉宾流程,并提前十分钟让接待人员告知嘉宾即将上场,即提前让嘉宾候场,以此来规避这种情况的产生。

活动主持人在某种程度上是整个活动成功与否的灵魂,不仅维持现场秩序,活跃现场气氛,还要按照计划,控制节目进程,同时要有效、迅速应对现场出现的意外状况。因此,主持人应在活动准备阶段,参与设计并熟悉整个宣传活动的流程,了解嘉宾的基本情况,对每个环节都应掌握,并进行预演;在现场活动开始前,应提前到达现场,与组织方及一些嘉宾进行必要的沟通和交流;在现场主持过程中,应按照预设的流程,把控活动节奏,应对现场可能发生的一些突发情况,及时、灵活地调整活动内容,积极调动现场气氛,引导嘉宾与观众的互动等,保证活动高质量、顺畅的完成。

(三)结束收尾

在活动圆满结束后,要进行收尾工作。包括场地的复原、宣传物料及活动相关材料的回收、费用的清算、新闻稿及宣传稿件的发布、现场影像及图片素材的收集整理等。

三、活动的评估总结

同其他宣传活动一样,一场大型营养宣传活动的评估总结应该贯穿活动的始末,包括过程评价与结果评价。

（一）过程评价

过程评价是对活动从筹备到结束整个过程的评价。包括对活动方案内容、实施过程的各个环节、工作人员情况等的评价。在活动进行过程中开展评价，对活动的实施具有督导作用，有助于活动的顺利进行和预期目标的实现。

1. 过程评价的主要内容

（1）活动方案内容：目标是否合理，宣传内容、形式是否与目标、受众相匹配，宣传材料质量是否合格，经费预算是否合理等。

（2）活动方案执行情况：是否按计划完成内容，是否存在遗漏情况等。

（3）工作人员情况：工作人员的态度与责任心、职责范围内的工作完成情况、上下协调、相互配合、内外联络等情况。

2. 过程评价的方法包括嘉宾咨询、现场观察、个人访谈、小组讨论等。

（二）大型营养宣传活动总结和效果评价

在一场大型营养宣传活动顺利举办结束后，要及时总结活动成效和经验，挖掘活动典型，酌情进行表彰。对活动的即时和长期效果进行评价，探索将普及营养健康知识、传播营养健康理念纳入常规宣传教育工作，实现集中宣传与日常宣传有机结合，推动形成可持续的营养健康宣传活动常态化路径。

1. 效果评价的主要内容

（1）发放折页、书籍等宣传材料份数。

（2）现场活动参与人次。

（3）线上直播参与人数。

（4）网络平台宣传浏览量。

（5）签名墙签名人数。

（6）活动参与单位数量。

（7）覆盖的社区、学校、单位等数量。

（8）媒体报道数量。

（9）发放调查问卷的份数。

（10）营养健康知信行的变化。

2. 效果评价的方法　检索查阅和收集资料、问卷调查、访谈等。

除了对取得效果的评估，还要及时总结在活动中暴露的问题，例如人员调配、宣传内容及形式等，以便为今后大型营养宣传活动的举办提供参考。

第四节　新媒体传播活动的组织实施

新媒体是指利用数字技术、网络技术，通过无线通信网、互联网、宽带局域网、卫星等渠道，以及电脑、数字电视机、手机终端，进行大众传播和人际沟通的形态。新媒体是一个相对的概念，相对于传统媒体，新媒体具有高度的便捷性、交互性、时效性、形式的多样性以及开放性，随着互联网技术的发展，新媒体渗透到生活的方方面面。新媒体平台的典型代表有微信公众号、微博、直播平台、短视频平台等。如何利用新媒体平台进行营养宣传活动正逐渐成为营养工作者一项必备的技能。

一、活动的策划

新媒体传播活动可以单独作为营养宣传活动，也可以与其他宣传形式结合，起到相互补充的作用。新媒体传播活动与传统营养宣传活动相比，其实施途径、传播特点均有不同，其活动策划也不同于传统的营养宣传活动。

（一）目标制订

在活动目标的制订方面，除总体目标以及具体目标之外，新媒体传播活动需考虑传播过程中的一些指标，如平台粉丝数、阅读数、转发数、评论数、点赞数等的提升。

（二）目标群体的确定

由于新媒体技术的使用，使得宣传对象不再受到地理位置的局限，信息可以通过受众人际间的交流、转发而扩散到更大范围的人群中。但新媒体平台可能会出现年龄断层，不易覆盖到儿童和老年人。

（三）活动内容的确定

在活动内容方面，可结合受众实际需求、社会热点、营养节日等，或者是上级有关部门的指示安排，编排相应的内容。在内容采编时，应保证内容的科学性，谨慎对待尚无明确结论的观点，不发布未经证实的信息，不断增强宣传活动的公信力。同时运用通俗易懂的语言，将科学的营养健康知识传播给目标群体。

新媒体内容呈现方式多样，可以是文字、图片、漫画、视频、游戏等，微信公众号推送可实现上述呈现方式的融合。应针对不同内容、不同人群的阅读习惯以及知识的接受程度，选择合适的呈现方式。如少年和儿童科普内容应以漫画或动画等方式呈现；对于科学性较强、理解有一定困难的内容可以通过讲解视频、图片等方式深入讲解。

内容发布平台多样，可以是网站、微信公众号、微博、小视频平台等。围绕宣传活动主题，根据不同平台的特点，制作不同的宣传材料，发布在相应的平台上，多平台同步更新，发挥多平台协作的作用，提升宣传效果。同时也应该注意，由于公众的受教育水平以及对相关设备以及平台的熟悉程度不同，造成一些宣传对象难以从新媒体平台获得所需信息，故新媒体宣传活动应结合其他活动方式开展。

另外，新媒体时代互联网中充斥着大量的信息，信息同质化严重，其中不乏一些虚假信息，受众面对如此大量的信息注意力很容易分散，而且还会削弱科学正确信息的传播。在活动策划时要考虑到上述特点，把好内容创作质量关、提高内容的科学性、增强平台的权威性，在宣传营养健康知识同时，提高受众信息素养，帮助分辨健康信息的真伪优劣。

（四）创作人员的确定

在确定创作人员团队时，要有熟悉新媒体传播的专业人士加入，或者对现有的专（兼）职营养教育人员进行培训。掌握微信公众号、短视频、直播、微博等不同新媒体形式创作、运营和维护的方法与技巧，使创作团队同时具备开展新媒体传播活动的基本素质和营养专业知识。

（五）内容推送时间的确定

可根据目标受众的作息活动表，比如上班与下班途中、午休、晚上忙完家务后等，确定一个最佳的推送时间。对于热点问题的解读，推送时间原则上越早越好。视频类内容需要关注用户的休闲时间,有数据统计,整体观看视频用户数量的高峰时间段为 21:00～23:00;另外,相比于工作日,周末上午 9:00～11:00 时间段看视频的用户数量是平时工作日的 2 倍。

(六)活动预算

在活动预算方面,由于新媒体传播活动依托线上平台,相关资源或材料较容易获得,可以省去宣传材料制作印刷、办公用品购买、交通工具以及活动场所租赁等费用。但是,由于 H5、动画或视频等呈现方式的加入,这些材料的原创制作需要委托具备一定专业技能的人士来完成,应考虑到这项预算。

二、活动的组织实施

新媒体传播活动的关键在于利用新媒体手段,达到宣传营养知识的目的。在活动实施之前,应进行活动实施人员的培训。除了使其明确项目的目的、意义、内容、方法及要求以外,更应该注意涉及新媒体技术方面的内容,如新媒体平台的使用、内容编排、新媒体宣传资料的制作、与受众互动的方法技巧等。相比于日常健康教育工作,营养宣传更加具有专业性,而基层从事营养卫生工作的专业技术人员相对匮乏,具有营养专业背景和工作经验的人员较少。因此,应开展营养相关知识的培训,提高工作人员的营养素养和对营养宣传活动重要性的认识,更好地开展营养宣传活动。如基层工作人员无法确保编制营养宣传材料科学性时,在开展活动内容的确定上,应选择已得到专业认可的、权威技术机构发布的宣传内容。

新媒体传播内容同样要注重科学性,并兼顾表述准确、容易理解、操作简单、长度适宜。内容制作完成后,选择适宜的时间在新媒体平台进行信息发布,或者开展直播活动。新媒体宣传活动借助新媒体平台,没有固定的信息发布场所;信息发布者可以在任何地方通过互联网实现信息的发布;任何人在接受信息的同时又可以作为信息的发布者,从而大大提高了传播的范围。新媒体平台的粉丝数可以反映平台受关注的情况,在活动开展的过程中,可以结合营养教育工作人员的线下宣传教育,广泛动员群众参与,提高活动的知名度以及曝光度,提升平台的粉丝数。如社区医务人员与社区居民联系直接而紧密,在社区居民中有较高知名度和可信度,可在社区门诊或入户指导时,提供个性化的健康教育服务,同时引导居民关注健康教育平台,也可动员居民参与营养宣传文稿、视频的创作录制过程,提高居民参与感,进一步拉近平台与居民之间的距离,提升宣传效果。内容的质量也会影响平台的关注度,所以在内容创作方面要根据不同人群的需求,有针对性地编排内容,同时应当注意语言、呈现方式等。

相较于其他新媒体宣传形式,直播活动需要更细致地准备和实施。直播活动准备阶段,要组建直播团队,选择适宜的直播平台 /app,租赁相关场地、设备等;确定直播内容,准备直播提纲,进行精心准备;可进行直播活动预热,制作海报,在个人 / 官方公众微信号、朋友圈等提前发布,吸引公众关注、观看。直播当日,直播团队要提前到达直播场地,调试好设备、灯光、背景板等;直播者一定要提前候场、熟悉场地和流程、按时开播;直播过程中,不仅要按照既定的提纲讲授,还要注意与线上受众的互动,及时解答他们提出的问题;直播结束后,要进行场地的清理和复原。

三、活动的评估总结

新媒体平台不仅可作为信息发布平台,也具有信息保存的功能。新媒体平台的后台记录了相关数据，可以将这些数据作为评估的指标，为后期评估总结、检查等留下具体翔实的资料。评估总结工作应全面收集、分析相关数据，对宣传活动开展的各个方面进行描述，评价宣传活动取得的成绩和存在的不足，为将来更好地开展新媒体营养宣传活动提供参考依据。

通过新媒体平台可以开展线上问卷的发布、收集以及信息汇总工作，方便快捷地收集传播对象对于活动的评价、自身健康相关知识、态度以及行为的变化。这种方法不需要工作人员到现场，节省时间、人力、财力，且调查范围较广。现在已有相对成熟的问卷制作、发布的应用，可实现问卷制作、发布、数据分析等。由于被调查者无需接触调查者，一些隐私问题容易得到真实的回答。因为调查者是独自完成问答操作，无工作人员指导，因此，操作务必简单易行。通过网络开展活动不适用于由老人或儿童自己回答的调查。尽管可以通过后台筛选出回答不完整、回答时间过短等有缺陷的问卷，但是由于缺乏工作人员的监督与指导，调查对象可自主选择是否填写，应答率以及问卷质量无法得到保证。故评价总结活动仍需要结合线下实地调查，才能够全面了解活动开展的影响。

（刘爱玲）

参 考 文 献

[1]　傅华. 健康教育学 [M]. 3 版. 北京：人民卫生出版社，2017.

[2]　田向阳，程玉兰. 健康教育与健康促进基本理论与实践 [M]. 北京：人民卫生出版社，2016.

[3]　江新浪，郑东鹏. 标准化课件在社区健康教育讲座中的运用评价 [J]. 健康教育与健康促进，2020，15（02）：183-185.

[4]　沈文达，辛鹏，潘怡，等. 新媒体在我国烟草信息传播领域中的作用研究及应用进展 [J]. 中国健康教育，2021，37（06）：545-548.

[5]　吴婷婷，梁籍予，吴佳莉，等. 我国社区营养教育发展文献描述性系统评价 [J]. 健康教育与健康促进，2020，15（02）：127-132.

[6]　史月. 公立医院利用微信公众平台开展健康教育的应用探讨 [J]. 中国健康教育，2021，37（06）：573-575.

[7]　ZHAO X. Health communication campaigns: A brief introduction and call for dialogue[J]. Int J Nurs Sci，2020，7（Suppl 1）：S11-S15.